中国艾扬格瑜伽学院指定教材

Yoga Shastra

艾扬格少儿瑜伽

少儿瑜伽启蒙读物和安全习练指南

（基础篇）

〔印度〕拉玛玛妮艾扬格瑜伽纪念学院　著
瑜伽之光研究信托基金会

洪玫 李珊珊 华代娟 付静\译
吕连生 华代娟\审校

海南出版社

Yoga Shastra-Tome 1, Tome 2 by RIMYI & LOYRT
© Sunita Parthasarathy
中文简体字版权 © 2018 海南出版社

版权合同登记号：图字：30-2017-074 号
图书在版编目（CIP）数据

　　艾扬格少儿瑜伽．基础篇 / 拉玛玛妮艾扬格瑜伽纪
念学院，瑜伽之光研究信托基金会著；洪玫等译 . -- 海
口：海南出版社，2018.8（2021.4 重印）
　　书名原文 :Yoga Shastra-Tome 1, Tome 2
　　ISBN 978-7-5443-8369-1

　　Ⅰ. ①艾… Ⅱ. ①拉… ②瑜… ③洪… Ⅲ. ①少年儿
童 – 瑜伽 – 基本知识 Ⅳ. ① R793.51

　　中国版本图书馆 CIP 数据核字 (2018) 第 126091 号

艾扬格少儿瑜伽．基础篇
AIYANGGE SHAOER YUJIA . JICHUPIAN

作　　者：[印度] 拉玛玛妮艾扬格瑜伽纪念学院，瑜伽之光研究信托基金会
译　　者：洪　玫　李珊珊　华代娟　付　静
审　　校：吕连生　华代娟
策划编辑：冉子健　周　萌
责任编辑：张　雪
责任印制：杨　程
印刷装订：河北盛世彩捷印刷有限公司
读者服务：唐雪飞
出版发行：海南出版社
总社地址：海口市金盘开发区建设三横路 2 号　邮编：570216
北京地址：北京市朝阳区黄厂路 3 号院 7 号楼 101 室
电　　话：0898-66812392　010-87336670
电子邮箱：hnbook@263.net
经　　销：全国新华书店经销
出版日期：2018 年 8 月第 1 版　2021 年 4 月第 3 次印刷
开　　本：787mm×1092mm　1/16
印　　张：19.5
字　　数：300 千
书　　号：ISBN 978-7-5443-8369-1
定　　价：78.00 元

关于本书

　　随着瑜伽的风靡，众多爱美人士成为瑜伽的忠实拥戴者，高温瑜伽、空中瑜伽日渐火热，少儿瑜伽也开始流行开来。印度自古就有对青少年和儿童进行瑜伽教育的传统，为了帮助青少年和儿童正确习练瑜伽，拉玛玛妮艾扬格瑜伽纪念学院（RIMYI）以及瑜伽之光研究信托基金会（LOYRT）设计了一个少儿瑜伽课程。该课程分为五个级别，分别为入门级（Arambhic）、一级（Prathamic）、二级（Dvitiyik）、三级（Tritiyik）和高级（Pramana Patra）。各个级别教学大纲的编写不仅考虑到了青少年和儿童的身体发育情况，也顾及到了他们的心智能力。

　　"艾扬格少儿瑜伽"系列丛书即按照该课程的内容整理编纂而成，分为基础篇和精进篇。其中，基础篇由上编和下编两大部分组成，分别与教学大纲的入门级和一级相对应。

　　上编可以分成以下五个部分：

　　第一部分阐述了献给圣哲帕坦伽利的唱诵，并对诵词的意义进行说明，以助了解为什么唱诵。本部分还简述了圣哲帕坦伽利的生平和瑜伽的历史。

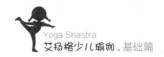

第二部分讲述了 10 个故事，以帮助我们理解禁制（yama）和劝制（niyama）的重要性。

第三部分讲述体式（asana）。包含体式的介绍，练习体式之前和练习过程中要遵循的原则，每个体式的名称、含义、作用以及练习技巧。

第四部分是练习指南。按照指南练习，会让练习变得有爱、更加生动活泼。

第五部分可以算是作业，供在家练习使用，将会引领你对瑜伽的学习。

下编又可分为六个部分：

第一部分讲述了瑜伽的科学。首先解释了世界是如何形成的，进而阐述了让球员（人）和球场（身体）保持快乐、纯净的瑜伽科学是怎么被发现的。

第二部分解释了瑜伽的五个分支，即禁制（yama）、劝制（niyama）、体式（asana）、调息（pranayama）和制感（pratyahara），它们能帮助我们理解生命的价值。

第三部分介绍了骨骼及肌肉系统，不仅有利于青少年和儿童了解身体构造，而且可以让他们明白为何要保持健康。

第四部分主要讲解瑜伽体式。古代圣贤创造了不同的瑜伽体式。练习这些体式就像用身体做游戏（krida），就如同在游乐园里玩游戏一样。这些体式让我们的心智在身体的游乐场里快速运转，从而让我们感受到身体和真我的每一个部分。体式练习精准地给予我们关于身体的知识，这种知识是第一手的直接经验。它能让思想的火花在我们的身体与心灵之中闪耀。此部分还详细讲述了如何有效地做体式，并且添加了技巧提示以免读者不会做个别体式。

第五部分为自我研习（svadhyaya）内容，读者可以通过了解自己的身心来了解真我。这部分为教师提供了教学提示，也可作为个人习练的指南。

第六部分则是一些测试题目，可用来考察青少年和儿童对所讲内容的掌握程度。

尽管本书是为青少年和儿童设计的，但对教他们练习瑜伽的瑜伽教练同样具有指导作用。

目录 C O N T E N T S

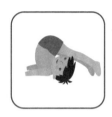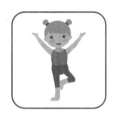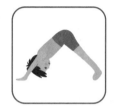

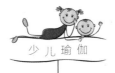

少儿瑜伽

上编

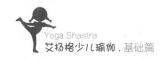
引言 INTRODUCTION

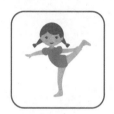 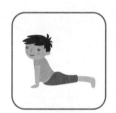 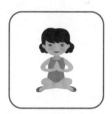

亲爱的孩子们：

瑜伽既是科学也是艺术，它可修养身心、塑造个性。瑜伽是一个完整的科学体系，涵盖了你们成长过程中的身体、思想、感觉、情绪、行为和智性。

在远古时期，所有的知识都是以口授的方式教授传承的。知识就是这样一代代得到传承的。与此类似，作为印度教育的一部分，瑜伽也是以此方式传播开来的。直到圣哲帕坦伽利的出现，他将瑜伽科学分为八支或者说八个方面，并执笔记录下来以便习练者和谐、健康地成长。

瑜伽也被称为阿斯汤加瑜伽（ashtanga yoga），圣哲帕坦伽利被认为是瑜伽方面最早的老师，所以我们必须怀着尊敬、奉献、虔诚之心为他唱诵。

阿斯汤加瑜伽（ashtanga yoga）的八个分支如下：

1. yama　禁制

2. niyama　劝制

3. asana　体式

4. pranayama　调息

5. pratyahara　制感

6. dharana　专注

7. dhyana　冥想

8. samadhi　三摩地

禁制（yama）和劝制（niyama）是培养品德的原则，可以帮助我们培养良好的习惯和价值观。为了能深刻理解这一点，本书讲述的几个故事都指向禁制（yama）和劝制（niyama），从中我们可以看到习练瑜伽带来的质的转变。体式（asana）能够赋予精神以强健的身体，也能够赋予身体以充沛的精神。

作为青少年和儿童，活泼、纯真是你们的天性。健康，对你们而言至关重要。只有健康，你们才能融入自然，亲近自然。通过各种体式练习，你们会将自己和身体联结、统一。因此，体式就是帮助你们警醒、主动、与身体持续联结的方式。体式让头脑保持鲜活，体式的变化使你们摆脱乏味。体式的教授采取多种方式。起初，体式将教会你们姿势和动作，并为自由发挥提供更多空间。之后，你们就可以随时练习体式并享受其中。

由此，你们会逐渐喜欢上瑜伽，通过瑜伽塑造自己，融合身心，成长为一个真正的、完美的人。

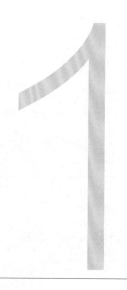

瑜伽的知识

第1课　瑜伽的祝祷

从唱诵开始瑜伽练习。

1. 坐直，呈吉祥坐（swastikasana）或莲花式（padmasana）或英雄式（virasana）。头部正直，眼睛睁开，目视前方。

2. 弯曲手肘，合掌于胸前。不要缩短上臂，手掌和手指紧紧并拢。此为祈祷式手印（namaskara mudra 或 baddhanjali mudra 抑或 atmanjali mudra）。

3. 怀着尊敬、奉献、虔诚之心背诵帕坦伽利祝祷辞。

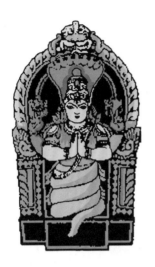

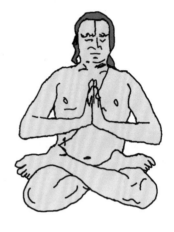

Yogena cittasya padena vāchām
Malam sharirsya cha vaidyakena
Yopākarottam pravaram muninām
Patanjalim prānjalirānatosmi

Ābāhu purushākāram
Shankha chakrāsi dhārinam
Sahasra shirasam shvetam
Pranamāmi Patanjalim

让我们向最崇高的圣哲帕坦伽利致敬，

您编撰瑜伽成经，使我们满载平静与圣洁的正念，

您规范梵语的语法，使之清晰与纯洁，

使之成为身心康泰的灵药。

让我们臣服在最崇高的圣哲帕坦伽利足下，

您是头大蛇王的化身，诞生尘世成为圣哲，

您上半身为人类的形态，

手持传递圣音的螺号和超越时光的火轮，

千头巨蟒被加冕于圣哲之首，

我们向教导善良知识的最高导师礼敬。

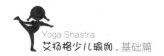

第2课　祝祷辞的含义

让我们学习一下祝祷辞里每个单词的意思。

Aum	神的名字
yoga	人与神的联结
citta	心智
pada	词汇
vacha	语言（说的话）
mala	杂质
sharira	身体
vaidyak	医学
yah	这个人（下文接着说明什么样的人做了什么样的事）
apakarot	移除
tam	他
pravaram	最伟大的
muni	先知
pranjali	双手合掌
anata	鞠躬
asmi	我是
abahu	手臂至大腿
purushakaram	人的形
shankha	海螺、贝壳
chakra	环形的

asi	刀、剑
dharinam	握、持
sahasra	成千的
shirasam	头
shvetam	白色的
pranamami	我跪下，献出我的敬意
patanjalim	献给圣哲帕坦伽利
Hari	毗湿奴神

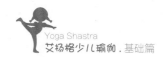
第3课　圣哲帕坦伽利

根据史书，帕坦伽利可能生活在公元前500—前200年。然而，他的所教和所述绝大部分到今天仍然适用。

传说中，帕坦伽利是一个swayambhu。他以自己的意愿降生，就像耶稣基督、神主（Krishna）这些圣人先知一样。他的出生与常人不同。帕坦伽利是Adishesha的化身，Adishesha是伟大的眼镜王蛇，其蛇身便是毗湿奴神主的御驾宝座。

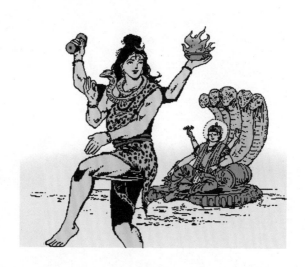

关于帕坦伽利的出生，传说是这样的：

有一天，湿婆神邀请毗湿奴和众神一起观看湿婆跳舞——他那著名的Tandava Nritya之舞。

表演开始时，毗湿奴神主便沉浸在湿婆的舞蹈之中，他的全身都随之震颤，身躯变得越来越沉重。那时，毗湿奴神主正坐在他的御驾宝座——蛇王

Adishesha 的身上。毗湿奴的身体越来越重，Adishesha 的呼吸越来越困难，他已经快喘不上来气了！但是当舞蹈结束时，毗湿奴的身体立刻又变轻了！

Adishesha 对这个变化惊讶不已，问道："哦！我的神主！舞蹈表演时，您的身体那么沉重，而现在，您的身体却如此轻盈。为什么会有这么大的转变呢？"

毗湿奴神主解释说："观看这支神圣的舞蹈时，我沉浸其中，整个身体都在吸收这舞蹈的律动，就如同我自己在跳舞一样。"看到毗湿奴神主如此喜爱舞蹈，Adishesha 决定要学习舞蹈，并告诉了毗湿奴神主。

毗湿奴神主告诉他："你要等。湿婆神会派一个特殊的任务给你。为了完成这个任务，你需要降生在人间，那时，你就可以借机学习舞蹈了。"

不久，湿婆神派了一个任务给 Adishesha，让他写一部关于语法的论著。Adishesha 便开始四处寻找能够成为他母亲的合适人选。他开始冥想，等待一个女瑜伽士的出现，这个人会让 Adishesha 成为自己精神上的孩子。

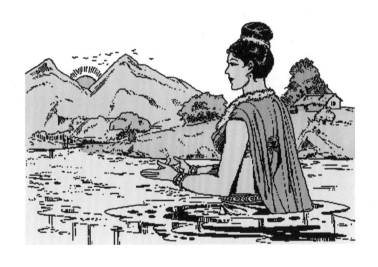

与此同时，有一位虔诚的女士，被称作 Gonika，也被称为 Gaunika。她是女瑜伽士。她知道她在尘世的生命即将走向终点。一直以来，她都没能找到一个合适的弟子将她的知识传承下去，这些知识是她向伟大的太阳神敬拜而获得的。最后，她在考虑，或许在离开人世之前，应该把这些智慧奉还给太阳神。

有一天，在祭祀结束时，她手捧圣洁的净水为祭，闭上双眼，虔诚地向缓

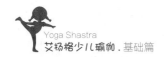
缓升起的太阳神祈祷。

她说道："哦！太阳神啊，我的时日已尽，我此生所有的智慧都是从您那里获取的，而一直以来我都没能找到一个弟子传承来自您的智慧，那么现在，请允许我把它们还给您吧！"

就在此时，Adishesha 化成一条小蛇，钻到了 Gonika 的手心里。

当 Gonika 睁开眼睛的时候，她看到有样东西浮动在手心，原来是一条小蛇！一瞬间，这条小蛇变成了一个人！ Gonika 向太阳神表示了感谢，满心欢喜地收下了这个孩子。Gonika 给这个孩子取名帕坦伽利（Patanjiali）。"pata" 的意思是"降临"；"anjali" 意思是"祭祀时合十的手掌"。

帕坦伽利也被人们称为 "Gaunika Putra"，意思是 "Gaunika 的儿子"。这就是帕坦伽利降生的故事。

随着帕坦伽利的慢慢长大，母亲 Gaunika 把所有的知识都传授给他。在母亲的指引下，他掌握了许许多多的知识。后来，他如愿以偿，在 Chidamabaram 处学习了舞蹈。

帕坦伽利成了一个非凡的人物。他因自己广博的学识和至高的智慧而声名远扬。

帕坦伽利书写了三本经典著作：

1. Mahabhashya　　　　　关于梵文语法

2. Charaka Samhita　　　　关于阿育吠陀

3. Patanjali Yoga Darshana　　关于瑜伽

第4课　瑜伽的故事

亲爱的孩子们，现在我们来学一学什么是瑜伽和我们为什么要学瑜伽。

瑜伽教导我们要正直地做人。

有关瑜伽的学问和规矩来自远古时期。在很久很久以前，人类的祖先们就已开始学瑜伽，练瑜伽了。在古代，瑜伽曾经是印度人民的一种生活方式。不论是老人还是孩子，每天都要练瑜伽，这是他们日常起居的一部分。瑜伽已然是他们每天生活中的正经事，就好像是洗澡和吃饭一样。洗澡，清洗的是身体的表面，而瑜伽却能洁净我们身体里面的、看不见的部分。所以，瑜伽不仅可以强身健体，驱赶疾病，还能使我们神清气爽、聪明伶俐。据说，那个时候的印度先贤们，都能活到 100 多岁呢!

太阳神被奉为宇宙之眼，人们曾经敬拜他、向他虔诚地祈祷：

愿我们看见 100 个春秋的风景!

愿我们活在 100 个春秋的怀里!

愿我们听到 100 个春秋的声音!

愿我们诉说 100 个春秋的故事!

愿我们拥有 100 个春秋的财富!

愿我们不会受到屈辱，在这 100 个春秋里!

愿我们收获所有这些，不止这 100 个春秋!

那么，在漫长的岁月里，这些伟大的瑜伽知识是怎样被保留下来的呢?

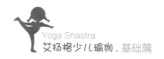

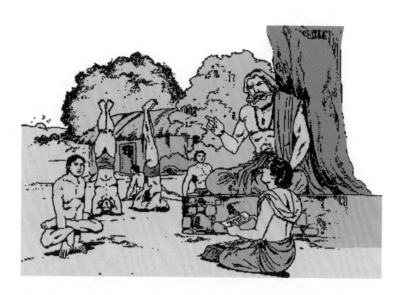

早期，在家里，父母把瑜伽教给孩子；在学校，老师把瑜伽传授给学生。

然后，在公元前 500—前 200 年间，诞生了一个伟大的圣哲，叫作帕坦伽利。现在的我们之所以还能学习瑜伽智慧，帕坦伽利先贤居功至伟，因为是他系统地梳理了瑜伽知识，著写了《瑜伽经》。《瑜伽经》全书分为 4 个章节，共有 196 句经文（箴言），这本经典力作也被称为 Patanjali Yoga Darshana。

书中那些简明扼要的箴言仿佛是闪烁着智慧之光的珍珠，串联在一起，汇集成这条知识和智慧的项链，是无价之宝。因此，作为瑜伽弟子的我们，必须时刻怀有感激之心，敬拜、臣服于先哲帕坦伽利的圣恩。

瑜伽是什么？

瑜伽意为结合。瑜伽包含八个部分，我们称之为瑜伽八支，它们分别是禁制（yama）、劝制（niyama）、体式（asana）、调息（pranayama）、制感（pratyahara）、专注（dharana）、冥想（dhyana）和三摩地（与宇宙合二为一，samadhi）。它们的意思分别是：

1. yama —— 禁制，社会规范，良好的行为举止

2. niyama ——劝制，个人准则，好习惯，好品格

3. asana —— 体式，通过体式的练习，控制和掌管自己的身体

4. pranayama —— 调息，控制呼吸

5. pratyahara —— 制感，控制感官和精神

6. dharana —— 专注

7. dhyana —— 冥想

8. samadhi —— 三摩地（与宇宙合二为一）

首先，我们先来学习三个方面：禁制、劝制和体式。

第二部分

瑜伽的理念

第 1 课　禁制（yama）

禁制（yama）是瑜伽八支的第一支。

禁制（yama）教导我们待人接物，该做什么，不该做什么。它是社会的、道德的规范。依从禁制（yama），孩子们可完善自我，塑造品格。

禁制（yama）可分为五个部分：ahimsa（非暴力）、satya（真实）、asteya（不偷盗）、brahmacharya（自律）、aparigraha（不贪）。

ahimsa（非暴力）：意思是不要在身体和情感上伤害他人。ahimsa 教导我们友善待人。

satya（真实）：satya 教导我们说真话，不虚假，诚实地生活。

asteya（不偷盗）："steya"的意思是"偷盗"。"asteya"的意思是"不偷盗"。asteya 告诫我们不该拿取、占用不属于我们的东西。

brahmacharya（自律）：意思是教徒般的学习态度以及纯洁而端正的生活

方式。它教导我们控制欲望，塑造良好的品格。

aparigraha（不贪）：意思是"不贪婪，不贪心"。它要我们学会以知足、满意的心态去生活。

禁制（yama）的语汇列表

ahimsa	非暴力
satya	真实
asteya	不偷盗
brahmacharya	自律
aparigraha	不贪

接下来，我们将逐一学习。

ahimsa（非暴力）

"ahimsa"的意思是"非暴力"，它是瑜伽戒律的第一条。ahimsa 意味着我们不能以任何方式伤害任何人，无论是想法、语言还是行为。ahimsa 教导我们善言、善意、善行。

遵从 ahimsa（非暴力），需具备三种品质：
1. 勇敢无畏
2. 克制愤怒
3. 友善待人

关于 Gautam 奉行非暴力戒律的传说

Gautam 王子和 Devdatta 是表兄弟。Gautam 有一颗善良的心，他爱这世间的每一个人，每一种生命，众人都爱戴他。但是 Devdatta 生性粗暴、嫉妒心强，人们都不喜欢他。

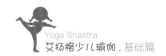
有一天，Gautam 王子在花园里悠闲地坐着，突然，一只受伤的孔雀坠落到他的膝盖上。Gautam 王子定睛一看，一支箭正插在孔雀柔软的身体上。孔雀痛苦极了，Gautam 很心疼。他轻轻地拔出利箭，再给伤口敷药包好。喂了一些食物和水后，这只受惊的鸟儿慢慢地安定下来。Gautam 温柔地、慈爱地抚摸着它。可怜的孔雀在 Gautam 的抚摸中获得了爱和安慰，很快就好起来了。

突然，Devdatta 大喊大叫地闯进来；"Gautama，这是我的猎物，还给我！" Gautama 回答道；"Devdatta，你想杀了这只孔雀，而我却救了它。现在，我是它的庇护者，它是属于我的，我不会把它给你！"

Devdatta 继续喊道；"不，它是我的！"

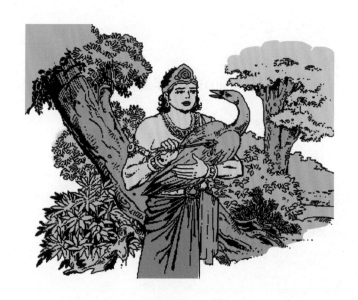

正当两个人争执不休时，Shuddhodhana 国王闻声而来。他听完两位王子各自的解释后说道；"这样吧，把孔雀给我，你们站到门口去。我要放飞这只孔雀，让它选择自己的主人。"

"好，一言为定！" 两人异口同声地说。

Gautama 和 Devdatta 走到门口，急切地看着国王和他手中的鸟。国王慢慢地摊开双手，受伤的孔雀开始扑扇起翅膀，然后，哗啦一下飞到空中。只见它毫不犹豫、义无反顾地飞向 Gautama，Gautama 急忙接住，紧紧地把它抱在怀里，满心欢喜！

后来呢？

后来，我们的 Gautama 王子修成正果，成为一位受人信奉和敬仰的圣佛。

Gautama 王子的一生都贯彻始终地奉行着"非暴力"的戒律，无论在想法、言语，还是行为上。不仅如此，他还把非暴力（Ahimsa）的真谛传给众人，Gautama 王子教导我们："不要伤害任何生命，热爱世间的所有。"

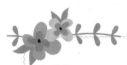

学习

·向 Gautama 王子学习，热爱所有的生命，无论是人、鸟、虫，还是其他动物。

·不伤害任何人。

·不说伤害别人的话。

·不可言语粗鲁，那样也会伤害别人。

·努力克制自己愤怒的情绪。

satya（真实）

satya 是瑜伽戒律的第二条，意思是"真实"。它告诫我们永远诚实，说实话。在思想、语言和行为上我们都要诚实。

遵从 satya，必须：

· 管住自己的舌头

· 有勇气

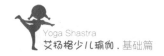

诚实的伐木人

从前。村子里有一个贫穷的伐木人，每天他都去森林里伐木。

有一天，在砍树的时候，他的斧头不小心掉进了河里，捞不出来了。他大哭不已："我该怎么办？我该怎么办？"

这时，一位女神出现在他面前，问道："我的孩子，你怎么了？"

伐木人回答道："圣母啊，我的斧头掉进河里捞不出来了。"

女神笑了笑。她把手伸进河里，捞出来三把斧头！"拿着，我的孩子。"女神说。

伐木人回答道："可是，只有一把斧头是我的，给我一把就行。"

女神说："但我却在河里找到三把斧头！你把自己的拿走吧。"说完，女神把三只斧头都摆在伐木人的面前。

伐木人看到一把斧头是金子做的，一把斧头是银子做的，第三把便是他自己那把生了锈的铁斧头。

"这个是我的。"伐木人说着便拿起那把铁斧头。

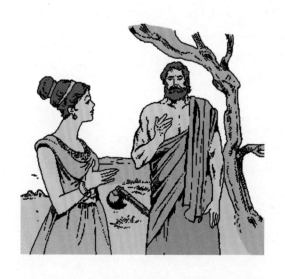

女神说："我的孩子，我很高兴你很诚实。我会为你赐福，保佑你获得世间所有的财富和幸福。最后，女神把金斧头和银斧头都赐给了伐木人，作为他诚实守信的回报。

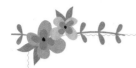

学习

· 像伐木人一样，我们要恪守诚实。

· 绝不拿取不属于自己的东西，无论它多么有吸引力。

· 犯错时，诚实面对，敢于承认。

· 如果做错事，勇于承担，不说谎，也不可归咎于他人。

· 这就是圣雄甘地所提倡的"诚能见其真"。

asteya（不偷盗）

asteya 是瑜伽戒律的第三条。意思是"未经允许，不可占有他人的东西"。人，绝不可奢求。控制自己的手，不把它伸向不该拿东西。这就是 asteya（不偷盗）的意义。

正直的 Govinda

Govinda 是一个年轻的男孩，他和母亲住在城里的一间小窝棚里。他们很贫穷。为了赚取家用，Govinda 为一家杂货店卖力地工作着。

有一天，Govinda 的妈妈病了，他没钱给妈妈买药，更没钱带妈妈去看病。他跑去找老板求助。他恳求道："先生，我妈妈病了。我必须带她去看病，可是我们没有钱，您能借我一些钱吗？"

他的老板说："我现在也没钱。等到傍晚吧，那时我也许能给你一些钱。"可怜的 Govinda 默不作声，继续工作去了。中午，老板回家去吃午饭了，只留下 Govinda 一个人看店。

一到家，老板就发现他把钱包落在店里了，他急忙赶回店里。

与此同时，Govinda 在柜台上发现了老板的钱包。他打开钱包，看到里面有很多钱。他拿着钱包对自己说："我应该拿走这个钱，带我妈妈去看病。"

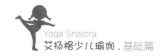
紧接着他听到妈妈在耳边说:"不要拿别人的东西!"他乖乖地听了妈妈的话,帮老板把钱包收起来了。

不一会儿,老板匆忙地跑进店里,到处找钱包。钱包并不在柜台上,老板想可能被 Govinda 拿走了。就在此时,Govinda 把钱包递给老板,对他说:"先生,您刚才把钱包忘在这里了,给您。"

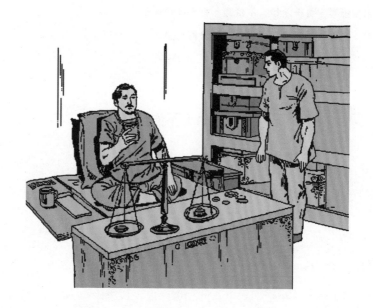

老板很高兴,Govinda 没有碰过钱包里的钱。"你是个正直的孩子,Govinda。"老板说。然后,他奖励给 Govinda 一些钱,让他带着妈妈去看病。

Govinda 很有诚意地谢过老板,也告诉老板是他的妈妈教育他绝不能盗取他人的东西。

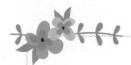

学习

·像 Govinda 一样,不要拿别人的东西。

brahmacharya（自律）

brahmacharya 是瑜伽戒律的第四条，意思是"自控和自律"。它是对身体和精神的绝对控制。如果失去自控，我们的思想和行为也就不再纯洁了。

自律的 Bhishima

Devavrata 是国王 Shantanu 和江河女神 Ganga 之子。Devavrata 是一个胆大果敢、求知欲强的男孩子。他学识渊博，精通战术，勇冠三军。同时，他也是一个诚实守信的人。Devavrata 具备胜任王位的全部品质，所以 Shantanu 宣布 Devavrata 为王位的继承人。

有一天，国王 Shantanu 外出狩猎。在静谧的小河旁，他遇见一位风华绝代、美若天仙的姑娘。她叫 Satyavati，是渔夫 Dasaraja 的女儿。Shantanu 对她一见钟情，便向她的父亲提亲，期望获得渔夫 Dasaraja 的允许。

Dasaraja 说："我随时可以把我的女儿许配给国王，但是，我有个条件。"

Dasaraja 在国王面前提出："我要我女儿生的孩子成为这个国家未来的国王，只有那样，我才同意把女儿许配给你。"

Shantanu 没有接受这个条件，因为他已经将 Devavrata 立为王位的继承人。

得知他的父亲想要迎娶 Satyavati 为妻，但不能接受她父亲 Dasaraja 所提出的条件。Devavrata 便亲自去向渔夫 Dasaraja 请求，希望 Dasaraja 同意把女儿嫁给父王。但是，Dasaraja 不为所动。他问 Devavrata："为了你父王的幸福，你能够舍弃你的王位吗？"

Devavrata 不假思索地回答道："如果舍弃王位能够获取父王的幸福，那么我愿意。我随时可以放弃王位。"Dasaraja 不相信，继续说："哦，Devavrata，你说你不要王位当然容易，但是不久的将来，你会结婚生子，你的孩子还会再生孩子。如果他们来夺回王位，那时，Satyavati 的后代们命运又该如何？"

Devavrata 觉得 Dasaraja 说得有道理，他想了想说："尊敬的先生，无

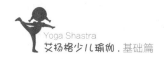

需担心这个。此刻，我郑重宣誓：'我，Devavrata，终身不娶！'"

听到 Devavrata 的誓言，天上众神惊呼："糟糕了，糟糕了！"因为 Devavrata 立下了如此糟糕的誓言，从此人们便叫他 Bhishima。

他一直恪守誓言，直到死去。时至今日，他仍然因他所做的坚毅决定，即众所周知的"Bhishima 的决心"而被纪念着。

他一生都秉持着"自律"的瑜伽戒律。

Bhishima 是一个严于律己的人。

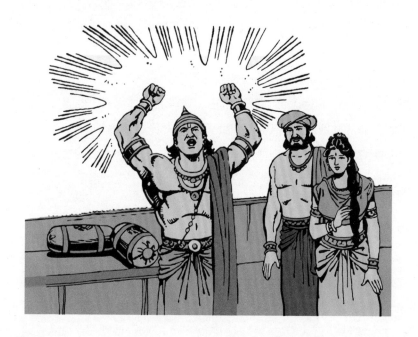

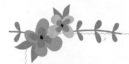

学习

·就好像 Bhishima 终生信守承诺一样，我们也要守信。

·如果有什么事不应该做，我们就应该控制住自己，坚决不做。

·我们必须言行一致。

aparigraha（不贪）

aparigraha（不贪）是第五条戒律。"parigraha" 的意思是 "贮藏、积聚"。从积聚、囤积中释放出来。"aparigraha" 就是不贪心，不要那么多。它告诫我们诸事不可贪。

Shaktuparastha 的故事

爆发于 Kurukshetra 的摩诃婆罗多大战结束之后，Yudhisthira 王子举办了一场气势恢宏的马祭 Ashvamedha Yagnya。

Yagnya 是一种祭祀活动。在祭祀时，人们要向神供奉祭品，向传教士致敬，还要接济、布施贫穷的人。就在那天，当 Yagnya 进行的时候，一只陌生的猫鼬进入祭坛，在圣水里面翻来滚去。令人称奇的是，它一半的身体和头都是金色的！

Nakula——Yudhisthira 王子的一位皇兄，飞快地跑过去，企图逮住这只猫鼬。可是，猫鼬却哈哈大笑起来，竟然说人话："住手！你不用抓我，我既然来了就不会跑。"

所有人都惊呆了！

猫鼬继续说："我此行的目的是为了检验你们这场祭祀的功德。以前，我参加过一场礼拜，我的一半身体和头都变成了金色。现在，我想看看你们的礼拜是否能让我的全身都变成金色。"

Nakula 说："那就请您在祭坛和圣水里继续翻滚吧。我们在这里举行了马祭，我相信，您的全身，都会是金色的！"

猫鼬一跃而入，众人满心期待，但等了很久很久，这只神奇的猫鼬还是老样子，它的身体没有任何变化。猫鼬说："亲爱的王子，我很抱歉。您的皇兄举办的这场马祭并没有让我修得所谓的功德圆满。我非常敬重 Yudhisthira 王子，但这气势恢宏、富丽堂皇的马祭并不是严格意义上的修功德。在一个叫 Shaktuprasthade 的穷人家里举行的礼拜都比您这场马祭修行得更加圆满。"

Yudhisthira 和皇兄们拱手作揖，诚意恳求猫鼬讲述这家穷人的故事。猫

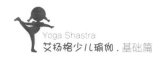

鼬娓娓道来……

很久很久以前，在那场大战之前，有一个叫 Shaktuprasthade 的穷人，他住在 Kurukshetra。Shaktuprasthade 和妻子、儿子、儿媳妇一起生活着。在他们的日常生活中，全家人奉行着这些戒律：

· 他们以捡拾田地里废弃的稻谷为生。
· 为了生而吃，不是为了吃而生。
· 他们每天进食一次，在下午。
· 绝不储存明天吃的谷物和面粉。
· 不可乞讨、借用和偷盗。

他们严格地遵照这样的规则生活着，有的时候他们根本没有东西吃，仅仅靠喝水过活。

有一年，全国闹饥荒。土地干旱，颗粒无收，一家人根本吃不饱。不管多么小的谷粒，他们都捡回来，敲碎、下锅煮粥喝。

一天下午，照例祈祷完毕，当他们正准备吃饭的时候，一位客人突然造访。家人们热情相迎，以礼相待。客人是一位传教士。

Shaktuprasthade 把他那份食物献给客人，客人狼吞虎咽地喝掉那碗粥，可看起来并没吃饱。Shaktuprasthade 的妻子高兴地献上自己的粥，客人也吃掉了，还是没有吃饱。

Shaktuprasthade 的儿子说："我们的贵宾还饿着，我怎么能吃呢？"所以他也献上自己的那碗。客人一饮而尽，可肚子还饿得咕咕叫呢。

儿媳妇马上走过来，呈上她自己的那碗食物说："尊贵的传教士，能为您服务，是我的荣幸。"

终于，客人饱了，吃得心满意足。"我很满意。"传教士为 Shaktuprasthade 送上祝福："愿赠予我食物的这家人永远幸福。"

全家人心怀感激，无限欢喜。

Shaktuprasthade 双手合十，恭敬地说道："尊敬的先生，人们都说神无所不在。今天，我明白了一个人是可以从别人满意的眼睛里看到神的。您不仅仅是我的一位客人，也是启发我灵性和智慧的源泉。"

"你说对了。"客人郑重其事地说，"我不是一个客人，我是 Yama，正义之神。我的到来是为了考验你。你看，众神在看着你呢。伟大的 Brahama 梵天，我们宇宙的创造神，他派他的坐骑来接你们了。"

Brhama 梵天神主的坐骑说到就到。正义之神 Yama 亲自为 Shaktuprasthade 一家人保驾护航，不一会儿，他们便飞到那充满极乐、祥和、幸福的神圣天堂。

讲完了故事，猫鼬总结说："Yudhisthira，铺张浪费的仪式或者为了治愈疾病而举行的祭祀都不是真正的修功德。只有用自己的辛劳汗水换来的祭祀才是奉献；无私的奉献才是最佳祭品。如果只是献出那些你唾手可得、冗繁多余的物质和形式，你的这个祭祀毫无意义。

"当年，我翻身跃入 Shaktuprasthade 为他的客人洗过脚的圣水里面，我的头颅和半边身体立即变成金色。我希望你同意我的说法，穷人 Shaktuprasthade 的敬拜比您这大费周章的祭祀修行得更加圆满。"

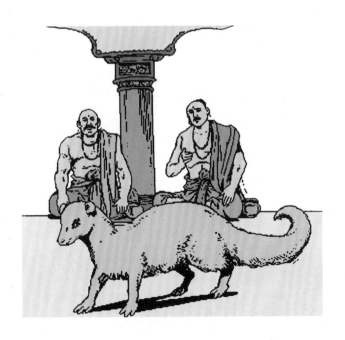

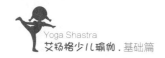
Yudhisthira 双手合十，恭敬地说："伟大的神灵啊，您消除了我们的自负和傲慢，我谦卑地接受您的裁决。"

突然间，猫鼬消失了。其实，这只神奇的猫鼬，不是别人，他就是伟大的圣哲 Jamadagni 的化身。

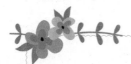

学习

·像 Shaktuprasthade 那样慷慨大方。

·学会分享所有的东西，就算我们只有几块好吃的巧克力，也要和身边的朋友一起分享。

·在聚会上，或者去别人家里，不能把我们喜欢的巧克力或玩具都拿走。要和其他朋友们一起分享。

·尽力帮助穷苦之人和那些需要帮助的人。

第 2 课　劝制（niyama）

niyama 是瑜伽理念的第二个方面。niyama 告诉我们该如何生活，该以什么样的方式而生活。这是一个人应该遵循的生活原则。

niyama 是个人生活准则。遵照 niyama 生活，我们才能获得身体和心灵的纯净。

niyama 有五方面内容：shaucha（净化）、santosha（满足）、tapas（苦行）、svadhyaya（自我研习）、ishvara pranidhana（乐于奉献）。

shaucha（净化）

· "shaucha" 的意思是 "净化、清洁"。

· 修习 shaucha 能够使身体干净、健康，头脑清醒、纯粹，语言清晰、真实。

santosha（满足）

· "santosha" 的意思是 "知足、满意"。

· 修习 santosha 帮我们去除贪婪和自私，教会我们满足、知足。

tapas（苦行）

· "tapas" 的意思是 "努力热忱"。

· 修习 tapas 为了培养良好的品行，我们要刻苦学习、磨炼自己、努力热忱。

svadhyaya（自我研习）

· "svadhyaya" 的意思是 "一个人主动学习和研究自我的本性、身体的功

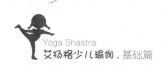
能，教化自我，改善自我"。

· 也意味着以正确的动机和方式来探求自己。

ishvara pranidhana（乐于奉献）

· ishvara pranidhana，信奉神的存在。

· 愿意为那些需要帮助的人，奉献自己的力量。即患难见真情。

劝制（niyama）的语汇列表

shaucha	净化
santosha	满足
tapas	苦行、热忱
svadhyaya	自我研习、探究自我
ishvara pranidhana	乐于奉献、敬神

让我们来逐一学习 niyama。

shaucha（净化）

shaucha 即纯净。它是劝制（niyama）的第一条，意为净化身体、思想、语言。

瑜伽教育我们保持纯洁。

我们应该一直保持自己身体和个人物品的干净和整洁。

我们的身体就像是一座庙宇。每天，我们都应该用肥皂和清水来清洗自己的身体。对于身体内部的清洁，可以通过进食有营养的食物和习练瑜伽体式。

洁净的食物

不宜进食腐烂或不新鲜的食物，以及太甜、太辣、没有营养的食物。吃这些东西不会使身体洁净和健康。

习练瑜伽体式，可清除体内垃圾，净化思想。

瑜伽教育我们行为和思想保持纯净。我们的行为和思想绝不可以以伤害别人为目的。

圣哲 Ekanatha 的故事

圣哲 Ekanatha 曾住在 Paithan，那是 Maharashtra 的一个小镇，坐落于 Godavari 河畔。每天，Ekanatha 都会到这条圣洁的河里洗澡。

有一天，他照例洗完澡，准备回家。突然，一个坐在岸边的乞丐朝他吐了口水。Ekanatha 马上回到河里洗干净。当他重新从河里走出来，这个乞丐又吐了他一次，Ekanatha 默不作声，静静地回到河水里，再次把身体洗干净。接下来，乞丐一次次地吐他，Ekanatha 就一次次地回到河里洗。

最后，乞丐羞愧极了。他跪在 Ekanatha 的脚下，诚意地道歉。Ekanatha 说："你为什么道歉？相反地，我应该感谢你。每一次浸到水里，我都会情不自禁地说出神主 Vitthala 之名。你啊，不仅帮助我洗干净我的身体，还帮助我净化了我的思想和灵魂。"

这就是圣哲 Ekanatha 关于 shaucha（净化）的故事。

受到圣哲 Ekanatha 的感染，乞丐也变成了一个内心纯净的人。我们的圣哲 Ekanatha 是多么伟大啊！

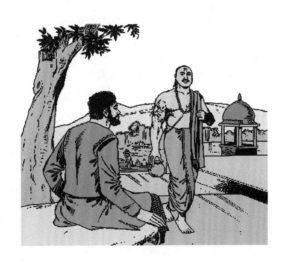

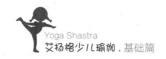
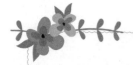

学习

· 像圣哲 Ekanatha 一样，保持身体、思想和灵魂的纯净。每天，我们都要洗澡、刷牙、
  洗头发。
· 不净和污秽的思想不可以进入大脑。伤害别人，撒谎，偷盗，嫉妒，这些都是污
  秽的思想。我们的想法和行为的产生往往取决于所进食的食物，因此，必须进
  食健康和有营养的东西。

释义

Vitthala　毗湿奴的另一个称呼

santosha（满足）

"santosha" 的意思是 "满足"。它是劝制（niyama）的第二条，即满意，是指精神层面的满足。

如果想要获得持久的快乐，就必须学会满足于当下拥有的东西。我们总是想得到比已拥有的更多。虽然我们已经有了 10 套衣服，但并不满足，还想再要 10 套！所以，你看，欲望无止境。拥有的越多，想要的就越多。

瑜伽教育我们学会满足于那些通过自身实实在在的努力而获得的东西。

挤奶女工的故事

从前，有一个挤奶女工。她经常头顶牛奶罐，兜售牛奶以赚取家用。她很高兴，也很满足，因为她能够为全家人赚取每天的伙食。

然而，好景不长，她不再满足了。有一天，当她如往常那样头顶牛奶罐卖牛奶的时候，她开始做白日梦了。

　　她对自己说："我要卖掉这些牛奶，用赚到的钱买一只母鸡，母鸡会下很多鸡蛋，我再把鸡蛋卖掉，能赚到更多钱。这样，我就可以买金耳环了，朋友们都会看到我戴着漂亮的、金灿灿的耳环而羡慕我。"

　　一想到这儿，挤奶女工不由自主地晃动了一下她的脑袋，仿佛耳环就戴在她耳朵上。突然，牛奶罐子摔落下来，所有的牛奶都洒了，她什么都没有了。

　　当晚，她没能赚钱买到食物，全家人饿着肚子睡觉了。

　　第二天，她清醒了。

　　"我不要做白日梦了，我要面对现实。"她对自己说。

　　她向奶牛感恩，谢谢它每天产那么多奶，才使得她和她的家人有了谋生的手段。知足使她快乐起来。

　　几年后，她的牛越来越多，产的牛奶也越来越多。因为这样她也变得很富有，也戴上了金耳环。

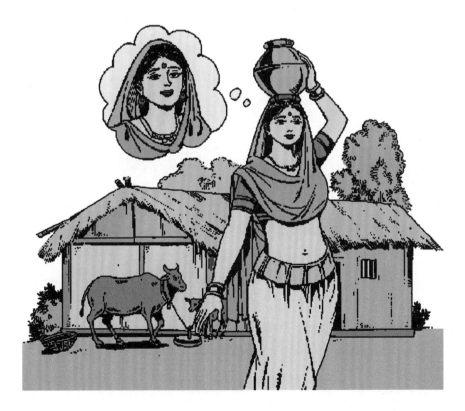

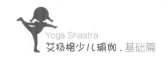
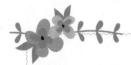

学习

· 满足于拥有的东西。如果朋友或者邻居有了新玩具、新衣服，我们不要攀比和追随。

· 满足于父母的给予，不要奢求更多。看到了新玩具、巧克力或者电视里的新游戏，
  不要要求父母买给我们。

· 快乐地享受父母给予我们的一切。

tapas（苦行）

"tapas" 的意思是"苦行，热枕"，是劝制（niyama）的第三个部分。意味着一旦决定做某事，就要以强烈的愿望全力以赴。以认真的态度和坚定的决心刻苦努力。在任何环境下，都要为了目标追求不懈。例如：

全心研习一门学科或者努力解决一个问题（比如数学习题），要求我们全力以赴；坦然地接受疾病，以求尽快康复；不论任何情况发生都泰然自若；刻苦习练瑜伽体式，直到完美、稳定、平衡。所有这一切都需要 tapas。

陀鲁婆（Dhruva）的故事

有一次，圣哲 Narada 想要穿越一片茂密的丛林。他边走边唱，歌颂光荣的神主毗湿奴。他看见一个男孩在树林里沉思、漫步。

"哦，年轻人，你是谁？为什么独自在这密林里徘徊？"圣哲 Narada 问道。"我是陀鲁婆（Dhruva），国王 Uttanapada 和他第一个皇后 Suneeti 的儿子。"男孩回答道。

Narada 接着问："你要去哪儿？"

"我要去寻找神主毗湿奴。"陀鲁婆（Dhruva）说。

"为什么？" Narada 好奇地问。

陀鲁婆（Dhruva）告诉 Narada，国王的第二个皇后 Suruchi 迫使他远离自己的父王。Suruchi 告诉陀鲁婆（Dhruva），只有她自己的儿子才有资格蒙受父王的恩宠，陀鲁婆（Dhruva）如果也想得到这些，就要请毗湿奴神主帮忙，让陀鲁婆（Dhruva）重新生作 Suruchi 的儿子。

陀鲁婆（Dhruva）说："我来寻找毗湿奴，请求神赐予一个能够孕育我的地方，在那里没有人会把我推出去。"

Narada 说："寻找毗湿奴可没那么容易，你要全心投入，不遗余力。你现在太小了，很难做到。"

陀鲁婆（Dhruva）坚决地说道："请原谅，亲爱的圣哲，我心意已决，绝不放弃。"他双手合十，满怀敬意地说："请收我为徒吧，从此以后，您便是我的导师。请指引我，教导我，让我如愿以偿吧。"

Narada 非常欣赏陀鲁婆（Dhruva）的决心。他指引陀鲁婆（Dhruva）来到了 Yamuna 河畔 Madhuvan 全心修行以寻找神主。

Narada 教授了陀鲁婆（Dhruva）瑜伽八支的全部内容。

Narada 告诉陀鲁婆（Dhruva），如何遵从禁制（yama）和劝制

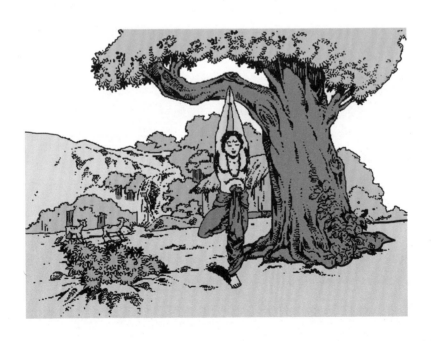

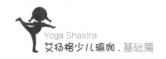
（niyama）。然后，他又教会弟子陀鲁婆（Dhruva）体式和呼吸控制法。体式用以控制身体，呼吸法可以控制呼吸。Narada 进一步讲授了体位和呼吸法如何帮助人控制精神和感官，这种精神层面的控制叫制感（pratyahara）。

　　然后，他教会了陀鲁婆（Dhruva）瑜伽唱诵，让他以此唱诵开启每次的习练，唱诵是献给 Dhyana 的："Om Namo Bhagwate Vasudevaya。"

　　Narada 说："当你能控制了你的身体、感觉、呼吸和精神。反复习练这句唱诵。专注于此，这个会帮助你冥想，然后你便会沉浸其中。只有那时，你才能寻见毗湿奴。"

　　陀鲁婆（Dhruva）向圣哲敬拜，Narada 回礼，各自分开。

　　陀鲁婆（Dhruva）来到 Madhuvan，以瑜伽八支开始苦行。他严格遵从禁制（yama）和劝制（niyama）。通过体式，他获得了控制身体的能力。他练习各种体式，如树式、莲花式、英雄式、头倒立。每当练习的时候，陀鲁婆（Dhruva）都会唱诵 "Om Namo Bhagwate Vasudevaya"。

　　起初，他以落在地上的水果为食。渐渐地，他的苦修得到强化。由于专注力的提升，他甚至断食水果，仅仅吃一些蔬菜和树叶。

　　又过了一些时日，他修炼到仅靠喝水便能维持生命。日复一日，他的功力与日俱增，他能够以唱诵 "Om Namo Bhagwate Vasudevaya" 进入冥想的境界。后来，他甚至连水都不喝了，仅以呼吸便可生存。

　　他的冥想如此深入，深深地沉浸在 "Om Namo Bhagwate Vasudevaya" 的唱诵里。终于他在自己的心中得见神主毗湿奴。那一刻，陀鲁婆（Dhruva）的呼吸停止了，随之空气也开始凝滞。这种神奇的景象引起了世人的恐慌，为了拯救世界，毗湿奴神主不得不迅速离开陀鲁婆（Dhruva）的静观。

　　陀鲁婆（Dhruva）有一点失落。不过，因为秉承着自己的誓言，他对自己说："我当继续修行直到再次得见毗湿奴。我要重新再来。"当他睁开眼睛的时候，哦，天哪，毗湿奴神主竟然就站在陀鲁婆（Dhruva）的面前。

　　陀鲁婆（Dhruva）立即向神主叩拜，毗湿奴授予陀鲁婆（Dhruva）国王的王位，统领整个国家。同时，神主赏赐给陀鲁婆（Dhruva）一处在天上的居所，他可以永远住在那里，那神圣而美好的地方便是南极星，Dhruva Tara。

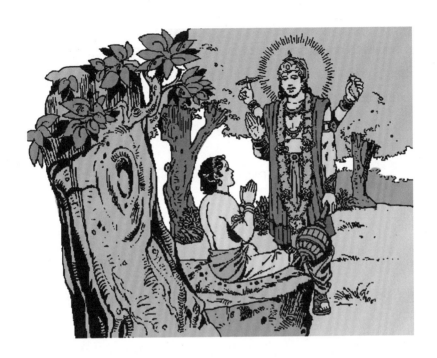

　　高昂的热情，虔心的努力，全身心的奉献精神，使得 Dhruva 历经各种艰辛终于实现了自己的目标。

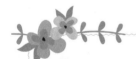

学习

·我们像 Dhruva 那样，要抱有勇气和决心。

·只有不断磨炼，才会让人完美。

记住

·不要因为困难，就放弃对目标的追求。不要因为难解，就放弃一道数学题。不要因为难背，就放弃诗词歌赋。不要因为难学，而放弃任何一门学科。

·不能由于疲惫或者缺乏毅力而中途离开我们正在比赛的赛场或运动。不能由于难做，而中断某个体式的练习。

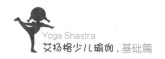
·我们能够解答各种数学难题，想跑多远就有多远，学习任何的诗歌，理解全部的学科，做到所有的体式，只要我们有勇气，有决心，有意愿去为之努力，直到我们彻底掌握它。

svadhyaya（自我研习）

自我研习（svadhyaya）是劝制（niyama）的第四个部分。它的意思是，向内探究，研习自我。也意味着学习各种经典著作。

悉达多（Siddhartha）的自我探究

可能我们都熟知王子悉达多后来成为佛陀乔达摩的故事。佛陀就是"觉悟的人"。作为一个年轻的王子，释迦牟尼被他的父王爱着，保护着。他是个聪明的孩子，他学会了所有王子应该学习的知识。随着他的渐渐长大，他接触到外面的世界，他亲身体察到世事的无常。当他看见一个挂着拐杖的老人、一个久病的患者或者一个将死之人，他感到非常悲伤。然而，当他看见一个穿着藏红花颜色衣服的人时，他看起来那么快乐，那么满足。所有这些经历，促使他不断思考，生命到底是什么，什么才会让人获得真正的快乐？

他告别了家人、老师，远走他乡。后来，他在一棵菩提树下停留下来，盘腿而坐，就这样一直思考、一直冥想。终于，通过深层的自我探究，他找到了他苦苦寻求的答案。他悟到了生与死的真谛，他悟到一个人如何能够引导自己的生命至圆满。就此，他便被世人称颂为"菩萨"，意思是"被灵性照亮的人"。

通过自我探究，释迦牟尼王子获得了启示。后来，他成了一名传教士，他把对世间的认知、如何正确地思考、如何度过有意义的人生教于世人。

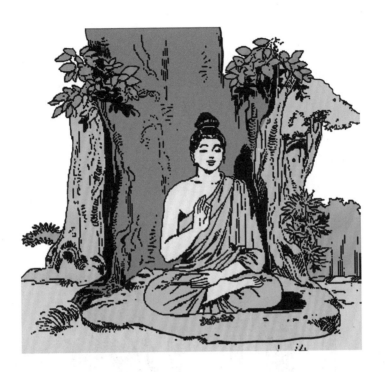

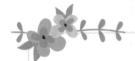

记住

·作为孩子，学习是我们的责任。我们要全身心学习老师教授我们的知识。

·我们要有规律地做家庭作业，勤于练习老师教授的体式。

·养成爱读书的好习惯，阅读帮助我们进步。观看有营养，有知识的电视节目。

·如果父母给予我们机会去学习更多东西，我们应满怀喜悦之情。

·只有有规律地学习，一个人才能获得成功。

ishvara pranidhana（乐于奉献）

乐于奉献（ishvara pranidhana）是劝制（niyama）的第五条戒律。它意味着对神虔诚、向神奉献。

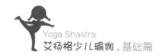
奉献者 Mirabai

　　神圣诗人 Mirabai 是神主奎师那的信徒。不知为什么，她来自皇室的丈夫和她家里的其他人都不喜欢她为神奉献。所有流言蜚语都来针对这个善良的女人。她被禁止做任何她想做的事。有一天，Mirabai 被命令喝下毒酒，这样她就不会让他的家人和周围的人反感和蒙羞。Mirabai 默念着神主奎师那之名，愉快地喝下了毒酒。你们猜，接下来发生了什么？据说啊，这杯毒酒变成了甜甜的甘露。神主拯救了对他毫无保留的他的信徒 Mirabai。

　　如 Mirabai 一样，我们要虔诚地信奉于神，敬献于神。

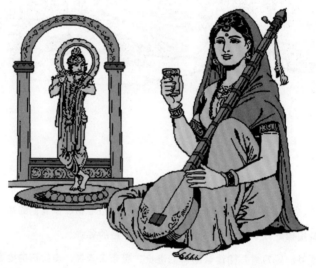

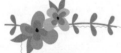

记住

1. 相信神主，能帮助我们渡过难关。

2. 相信神主，念诵神之名可以给予我们战胜恐惧的勇气。

3. 我们要一直信奉神，而不是面对困难、考试或者需要得到什么的时候才敬神。

4. 记住，神主只会帮助那些自强的人。也就是说神主只会帮助那些遵从禁制（yama）和劝制（niyama），并不断练习瑜伽体式的人。

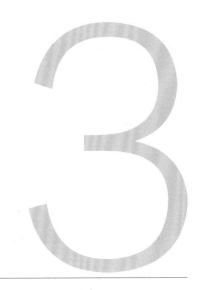

第三部分

体式

第 1 课　身体

　　身体好像一辆车。双腿和双臂是车轮。当你想要走、站或移动时，这辆车会带你完成。但是，你是身体的主人。所以，你应当了解身体的各个部位。

　　我们每个人看起来长得不一样，但我们都由同样的材料构成。身体的每个部位都有特定的职责，它们团结合作，使我们保持生机活力、积极和健康。

　　· 头是最高的部位，固定在脖子上。

　　· 脖子下面是躯干，它是身体的中段。

　　· 两条手臂在躯干上部汇合，两条腿在躯干下部分开。颈部、手臂、双腿都和躯干连接。躯干可以弯曲、转动和扭转。

　　· 颈部帮助我们向左、向右、向下和向上移动头部，并且使头部保持中正。

　　· 双腿帮助我们站直。腿部关节帮助我们行走、跳跃和跑动。双脚在双腿底部。双脚使我们直直地站立和行走。脚趾头好比风扇，使双脚在行走和奔跑时

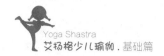
保持轻盈。

　·手臂可以弯曲和伸展。手臂的远端有手掌和手指，不仅可以抓握物品，还可以进行有技巧的活动。

　我们利用整个身体来练习体式。

通过这些图片，认识身体部位：

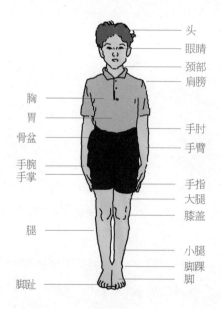

胸
胃
骨盆
手腕
手掌
腿
脚趾

头
眼睛
颈部
肩膀

手肘
手臂

手指
大腿
膝盖

小腿
脚踝
脚

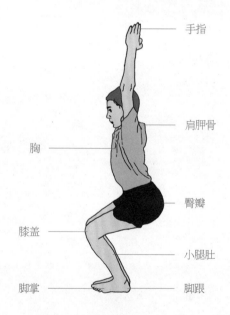

胸

膝盖
脚掌

手指

肩胛骨

臀瓣

小腿肚

脚跟

第 2 课　体式（asana）

体式（asana）是瑜伽的第三个方面。身体好像一个王国，进入的大门就是体式，瑜伽的第三支。

体式是一个姿势。通过做体式，我们的身体成为各种不同的形状，比如动物、鸟、昆虫等等。

陶匠将泥土变成各种形状的陶罐，人也通过体式将身体塑成各种形状。一个人需要恰当地摆放身体的位置，使之达到完美的形状。体式多种多样，提供了很大的创造性。

梵文"asana"的意思是"座"。一个座要稳定、结实，这样人才能坐得舒服。瑜伽姿势被称作体式（asana），因为无论站、坐、前屈或扭转，一个人都应当很好地在姿势中保持稳定。而且，习练体式伴随着大幅度的动作和有节奏的律动，在其中引领人们到达稳定性。

我们为什么要练习体式？

庙宇是神的居所，同样地，身体好比庙宇，是灵魂的居所。所以，我们需要保持身体洁净和神圣。

首先，你睡前不是要刷牙吗？起床后不是也刷牙？

是的！

为什么？

这个习惯使你的牙齿保持健康。

每天早晨，你要上厕所，因为你需要排出废物。你要洗澡，使外部的身体洁净，才能使内在身体健康。你需要吃好的健康的食物，才能远离疾病并保持能量。

你需要在宽阔的场地玩耍，因为它提供了新鲜的呼吸空气。

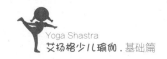
这就是纪律。相似地，体式是一种纪律，可以保持你的身体和头脑洁净、纯洁。

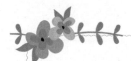

记住

·体式使我们保持健康，使我们的头脑敏锐、智性警醒。它们帮助我们更快地学习、记住和掌握所学。

需要学习和掌握的

1. 每一个体式都有一个特定的名字。学习正确地把它说出来。体式以梵文命名。要理解它们的含义。

2. 你要学习做并且认识这本书包含的所有体式。

3. 记住体式的名字，理解其含义，并且想象体式的样子。

4. 了解每个体式的作用。

需要遵循的规则

1. 练习体式之前，清空大肠。

2. 穿着舒适的棉质服装。

3. 练习坐姿体式时，可以使用毛毯或垫子，防止地面太硬。

4. 选择一处干净、通风的场所。

5. 以祈祷开始练习。

6. 练习体式时，不要使身体僵硬或紧张。动作应当不受局限。

7. 在体式中保持指定的秒数，数一个数等于一秒。

练习体式时，按照下面的"做"和"不要做"：

做	不要做
顺畅呼吸	屏息
尽量伸展	用口呼吸
两眼睁开	到处张望
警醒并专注	闭眼
专心在所做的事情上	皱眉
保持微笑	害怕
享受当下	走神

亲爱的孩子们，请记住，关照身体及其健康是我们的责任，忽视它是犯罪。四肢的自由移动是健康的表现。体式练习从整体上锻炼了我们的身体。

现在，你要学习体式了。作为一个研习者，你要学习和练习，直到你能正确地做出体式。

第 3 课 站立体式（utthishta sthiti）

utthishta sthiti 是站立体式。

"utthishta" 的意思是 "站立"；"sthiti" 的意思是 "姿势"。

你将学习以下的站立体式：

· 山式（tadasana 或 samasthiti）

· 手臂上举式（urdhva hastasana）

· 上举手指交扣式（urdhva baddhangulyasana）

· 上举祈祷式（urdhva namaskarasana）

· 幻椅式（utkatasana）

· 树式（vrikshasana）

· 三角伸展式（utthita trikonasana）

· 战士式 II（virabhadrasana II）

· 鸟王式（garudasana）

· 加强前屈伸展式（uttanasana）

· 双角式（prasarita padottanasana）

山式（tadasana 或 samasthiti）（20 秒）

"sama" 的意思是 "均匀"；"sthiti" 的意思是 "状态"。

"samasthiti" 的意思是 "一种均衡的状态"。通过把双脚均匀地放置在地面上，身体应当是均匀而平衡的。

在这个体式中，你将学习站直和把重量均匀地分配在双脚。这个体式也被称为山式（tadasana）。

"tada"的意思是"山"，它也表示棕榈树。山是稳定和竖直的，棕榈树也直直地生长，又高又结实。

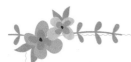

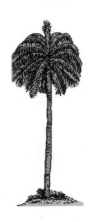

我挺拔地站立，
稳定并且勇敢，
双腿修长，
胸膛宽阔。

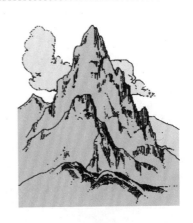

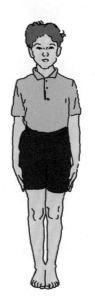

1. 双腿、脚跟和大脚趾都并拢。

2. 上提膝盖骨，使它们稳定和竖直。

3. 向下伸展手臂、手掌和手指。手肘伸直。

4. 提起胸膛，打开双肩并向后向下移。

5. 持续地提起胸膛，伸直脖子，头放正。

6. 双脚均匀地接触地面，向上伸展身体。

7. 向前看，正常呼吸。如图 1 所示。这就是山式。

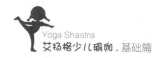
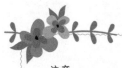

注意

这是基础的站立体式。在所有站立体式中，你的双脚都应当均匀地放在地面上。

手臂上举式（urdhva hastasana）（20秒）

"urdhva" 的意思是 "向上"；"hasta" 的意思是 "手"。完成手臂上举式时，要保持山式，同时向上伸展手臂。

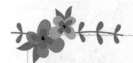

学习

向上伸展手臂时，双腿不受打扰。身体不要向前或向后倾斜。

1. 山式站立。

2. 吸气，抬起并伸展双臂过头，与肩呈一线。手掌相对。如图 1 所示。

3. 张开手掌和五指，向天花板伸展。

4. 从手腕处翻转手掌向前。

5. 膝盖和手肘保持稳固。向前看。如图 2 所示。

6. 双脚均衡、稳固地接触地面，向上伸展身体，直到指尖。

7. 正常呼吸，保持 20 秒。这就是手臂上举式。

8. 呼气，手掌转回，放下手臂，回到山式。

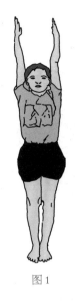

我站在双脚上，

高举双臂。

我要触碰天空；

我站得又高又稳。

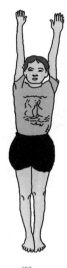

图1

图2

上举手指交扣式（urdhva baddhangulyasana）（20秒）

"urdhva"的意思是"向上"。"baddha"的意思是"牢牢地握住"；"anguli"的意思是"手指"；"baddhanguli"的意思是"牢固地交扣手指"。在上举手指交扣式中，你的手指要牢牢地交扣，翻转手掌和手腕，手臂举过头。

首先学习做手指交扣手印（baddhanguli mudra）。"mudra"的意思是"封印"；"baddhanguli"的意思是"牢固地交扣手指"。手指在这个姿势中被封住了，它也是一个姿势。baddhanguli表示头脑的稳定性和果断性。

手指交扣手印（baddhanguli mudra）

1. 抬起手臂，与肩同高。
2. 张开五指，手掌相对。如图3所示。
3. 把右手的手指插入左手的手指中，要深深插入指根。手指要扣紧。
4. 现在，左小指可自由移动，右手手指在相应的左手手指上方。十指接触手背。如图4所示。
5. 现在，松开手指，交换扣手指的方式，使左手手指在右手手指上面。

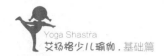
6. 保持几秒，然后快速地重复练习 5 ~ 6 次。

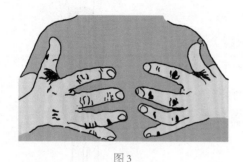

图 3

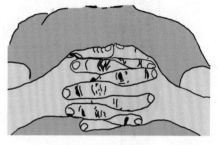

图 4

现在，我们学习上举手指交扣式（urdhva baddhangulyasana）

一二，手指交扣

三四，伸直双臂

五六，上提脚跟

七八，眼向前看

九十，平静安宁

1. 山式站立。

2. 交扣手指，并把手掌转向外。吸气，抬起手臂。翻转手掌向上，指向天
   花板。手肘保持稳定。

3. 提起脚跟，站在脚趾上，保持平衡。向前看。如图 5 所示。

4. 正常呼吸，保持 20 秒。这就是上举手指交扣式。

5. 脚跟落地，手在胸前，转手腕朝内，松开交扣的手指。回到山式。

6. 现在，交换扣手指的方式，在另一侧重复。

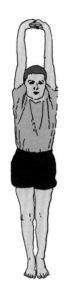

天空，你好!

太阳，你好!

月亮，你好!

我们感恩

感恩群星。

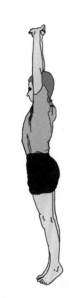

图 5

上举祈祷式（urdhva namaskarasana）（20秒）

"urdhva"的意思是"向上"。在胸前合掌的动作就是祈祷手印，是印度人互相打招呼的方式。在山式中做这个手印，就是祈祷式（namaskarasana）。如图6所示。

在上举祈祷式中，上举手臂并合掌。有两种方式做这个体式：

1. 先做手臂上举式，再在头顶合掌。

2. 手臂侧平举，然后向上并合掌。

从手臂上举式进入

1. 进入手臂上举式，此时，你的手掌相对。如图7所示。

2. 继续向上伸展手臂，并且合掌。这就是上举祈祷式。如图9所示。

从手臂侧平举进入

1. 山式站立。

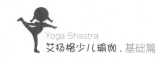

2. 手臂侧平举张开。手掌朝向天花板。手臂高举，与肩呈一线。如图 8 所示。

3. 吸气，上提胸膛，并且把胸膛向前送。现在，你做到了手臂上举式。如图 7 所示。

4. 保持手肘伸直，然后合掌。如图 9 所示。

5. 正常呼吸，保持 20 秒。这就是上举祈祷式。

6. 呼气，手臂回到侧平举，手掌向下，然后手臂回到身体两侧。

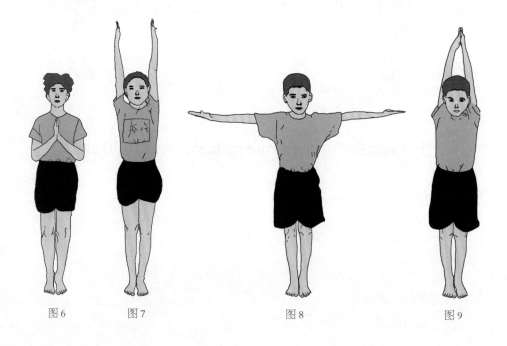

图 6   图 7   图 8   图 9

幻椅式（utkatasana）（20 秒）

"utkata" 的意思是 "紧张的、强有力的"。做完这个体式后，你会感到很有力量。这个体式模仿了一把椅子或凳子。

1. 山式站立。

2. 进入上举祈祷式。

3. 呼气，屈腿，直到大腿与地面平行。

4. 保持脚跟在地面，胸腔向上伸展。

5. 向前看。正常呼吸，保持 20 秒。这就是幻椅式。

6. 吸气，伸直双腿，手臂先回到身体两侧，然后放下。

树式（vrikshasana）（20 秒）

"vriksha" 的意思是 "树"。我们能向树学到什么？

我们能学到很多。

一个人无论是贫穷还是富裕，健康还是患病，树都会给他阴凉。树对人类、动物、鸟或昆虫都一视同仁。

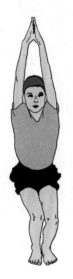 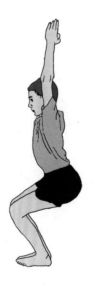

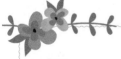

学习

跟树学习无分别心。

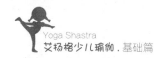
在这个体式中，身体的形状像一棵树。所以，我们必须像树一样挺拔、稳定、强壮。

如图 10 所示，一条腿伸直，另一条腿抬起并弯曲。手臂伸展向上。在地面的脚稳稳地压向地面，仿佛树根。伸直的腿像树干，使树结实、稳定。弯曲的腿和伸展的手臂正如树的枝杈。手指代表了树的尖端。

做这个体式时，先以右腿平衡，再以左腿平衡。

学习向树一样稳定，但不要像树似的摇晃。

树

深深地扎根，

手臂却伸展。

我努力向上够，

够到天空。

雨水和日晒，

风暴和大雪，

我都能承受。

我知道！

阴凉和遮蔽，

果实和水，

会献给每一个人，

我生而奉献。

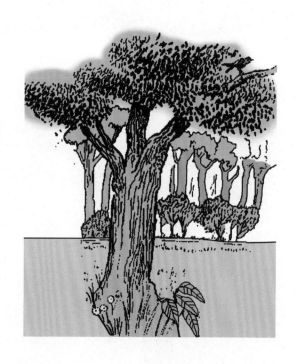

1. 山式站立。

2. 左手放在腰上。弯曲并抬起右腿。抓住脚踝，把右脚跟放在左大腿内侧的上端。保持脚趾指向下。正常呼吸。

3. 右膝和右髋对齐。左腿支撑身体的重量，站直。如图 10 所示。

4. 手臂侧平举。吸气，举起手臂，进入手臂上举式。手肘伸直并稳定。如图 11 所示。

5. 提起胸腔，合掌，如上举祈祷式。右脚按压左大腿内侧，保持平衡。

6. 向前看，正常呼吸。这就是树式。如图 12 所示。

7. 呼气，手臂回到侧平举。放下手臂和右腿。山式站立。

8. 在另一侧重复，左脚保持在右大腿内侧。吸气，用同样的方式举起手臂，正常呼吸，在树式中保持。如图 13 所示。

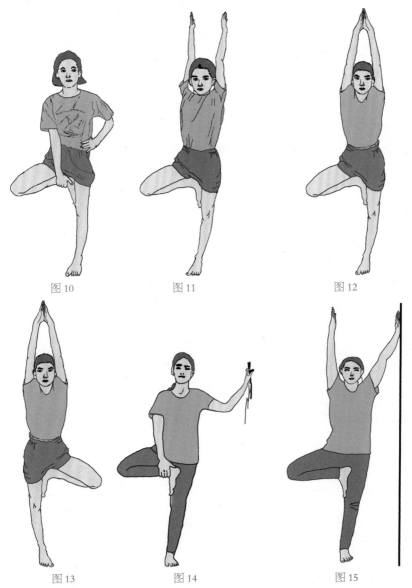

图 10   图 11   图 12

图 13   图 14   图 15

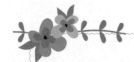
说明

如果你无法平衡，就按下面的方法来学习平衡：

1. 站在墙边。身体左侧靠近墙，与墙的距离约 15 厘米。指尖触墙。

2. 按上面的方法摆放右脚。如图 14 所示。

3. 举起右臂，做手臂上举式。

4. 现在，小心地滑动墙上的左臂，直到它和右臂平行。如图 15 所示。

5. 学习平衡。向前看。如果可以保持平衡，就合掌。

6. 松开手臂，左手指尖触碰墙，松开腿。

7. 换边练习，这一次右大腿平行于墙壁，按照上面的方法做。

三角伸展式（utthita trikonasana）（20 秒）

"utthita" 的意思是 "伸展"；"trikona" 的意思是 "三角形，一种由三个角和三条边组成的几何形状"。在这个体式中，双腿与地面形成了一个等腰三角形。

在这个体式中有三个三角形：

1. 第一个三角形在两腿之间，两腿之间的地面构成三角形的底部，躯干的右侧构成三角形的顶端。

2. 第二个三角形在右臂、右侧躯干和右腿之间。右腿构成三角形的底部，右腋窝是三角形的顶端。

3. 第三个三角形由左臂、左腋窝和左躯干顶部与左手掌之间的空间构成。这个三角形的底端在左手掌和左侧躯干之间。顶端是左腋窝。

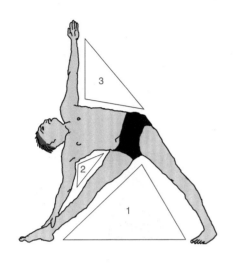

外在的三角形，

内在的三角形，

三角形中的三角形，

在薄薄的边缘交织。

两个正确角度的

完美结合，

身体和头脑，

在和平与和谐之中。

一个人臻于完美时，才会做出这三个三角形。可以用两种方式做三角式。

方法一

1. 山式站立。如图 16 所示。

2. 双手放在胸前，掌心向下，与肩等高。现在，呼气，弯曲膝盖。如图 17 所示。

3. 吸气，跳跃，同时分开双腿和双臂。双腿之间相距 75 ～ 90 厘米。如图 18 所示。呼吸两次，这个体式就是四肢伸展式（utthita hastapadasana）。

4. 右腿、右脚向右侧转。如图 19 所示。这是四肢侧伸展式（parshva hastapadasana）。

5. 现在，呼气，向右侧弯曲躯干，右手握脚踝。向上抬起左手，转动颈部，看左手。如图 20 所示。

6. 正常呼吸，保持 20 秒。这是右侧的三角伸展式。

7. 向上抬起右臂，站直。右腿、右脚转回到正前方。然后，跳回到山式。

8. 现在，在左侧进行同样的练习。左腿和左脚向左转。如图 21 所示。躯干向左弯曲，左手握左脚踝。向上抬起右臂，转动颈部，看左手。如图

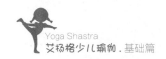

22 所示。正常呼吸，保持 20 秒。这是左侧的三角伸展式。

9. 然后，向上举起左手，站直。左脚连同左腿向前转。然后，跳跃，回到山式。

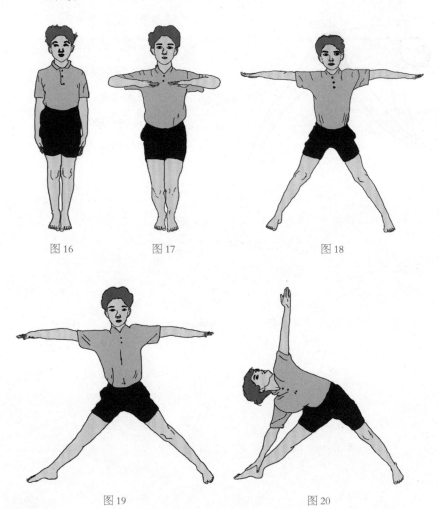

图 16　　　　图 17　　　　　　　图 18

图 19　　　　　　图 20

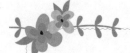

记住

在大部分站立体式中，你都需要做第 1 ~ 4 步的动作。

方法二

你可以在左侧直接进入体式，不需要先回到山式再做左侧的三角伸展式。

1. 按照上面的讲解，在右侧做这个体式。正常呼吸，保持 20 秒。如图 20 所示。

2. 吸气，举起手臂，站直。向前转动右脚和右腿，回到四肢伸展式。

3. 呼气，向左转动左腿和左脚，向左弯曲躯干，左手握住脚踝。如图 21、图 22 所示。

4. 举起右臂，转颈部，看右掌。

5. 正常呼吸，保持 20 秒。

6. 然后向上举起手臂，站直。向前转动右脚和右腿。跳跃，回到山式。

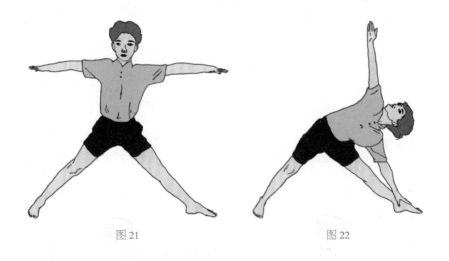

图 21   图 22

战士式 II（virabhadrasana II）（15 秒）

维拉巴德（virabhadra）是湿婆神创造的一个大英雄。这是一个英雄的体式。维拉巴德（virabhadra）在上战场的路上做各种不同的体式。战士式有三种不同的变体。

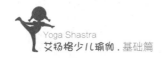

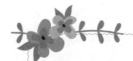

学习

·**身体有力，头脑稳定。**

有两种方式来做这个体式。

方法一

1. 山式站立。双手放在胸前，掌心向下，手肘与肩膀成一条线。现在，弯曲膝盖。

2. 吸气，跳跃，同时分开双腿和双臂。两腿之间的距离是 75 ~ 90 厘米。

3. 向右转动右腿和右脚。如图 23 所示。

4. 弯曲右腿，使右大腿和右小腿形成正确的角度。左腿和双臂伸直且稳定。

5. 向两侧伸展手臂。头向右转，看右手掌。如图 24 所示。

6. 正常呼吸，保持 15 秒。这是右侧的战士式 II 。

7. 吸气，伸直右腿。右脚向前转，跳回到山式。

8. 现在，在左侧重复。跳跃，分开腿和手臂。左腿向左转。弯曲左腿，在

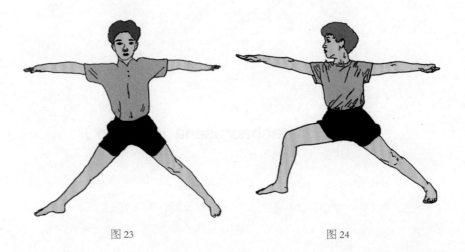

图 23   图 24

左大腿和左小腿之间形成正确的角度。头向左转，看左手掌。如图 25 所示。这是左侧的战士式 **II**。

9. 吸气，伸直左腿。左脚转向前，跳回到山式。

方法二

你可以在左侧直接进入体式，不需要先回到山式再做左侧的战士式。

1. 按上面的讲解在右侧做这个体式。正常呼吸，保持 15 秒。如图 24 所示。

2. 吸气，伸直右腿。向前转动右脚和右腿，回到四肢伸展式。

3. 呼气，向左转动左腿和左脚。弯曲左腿，形成正确的角度。头向左转，看向左手掌。如图 25 所示。

4. 正常呼吸，保持 15 秒。

5. 吸气，伸直左腿。左脚转向前。跳回到山式。

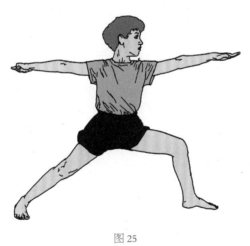

图 25

鸟王式（garudasana）（20 秒）

"garuda" 的意思是 "鹰"。鹰是众鸟之王。

Garuda 是毗湿奴神的坐骑。他的母亲的名字是 Vinata。所以，Garuda

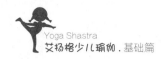
也被称为 Vainateya。

Garuda 是力量、勇气和谦卑的象征。正如他越飞越高，你的智性也要越来越高，成为一个伟大的人。

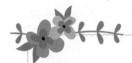

学习

通过练习这个体式，变得强壮、勇敢和谦卑。

你将通过以下 4 个阶段来学习这个体式。

第一阶段： 腿的位置

你应当在墙的帮助下正确地学习。

1. 靠近墙，山式站立。身体的左侧面向墙，左手指尖抵在墙上，弯曲双腿。

2. 现在，呼气，把右腿放在左膝上。右手把右大腿推向左大腿外侧，右膝关节后侧紧紧地黏住左膝外侧。呼吸。

3. 现在，右小腿环绕左腿。呼吸。

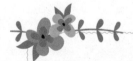

注意

现在，你的右腿环绕着左腿。

4. 现在，呼气，稍稍前屈，右大脚趾勾住左脚踝。如图 26 所示。

5. 学习在这个体式中保持平衡。这里，左脚要坚实地站在地板上。

6. 松开右腿，回到山式。

7. 现在，让身体右侧朝向墙壁。右手手指尖抵在墙上。弯曲双腿。

8. 左腿绕过右腿，如上面的做法，保持平衡。

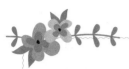

注意

现在，你的左腿环绕着右腿。

9. 松开左腿，以山式站立。

第二阶段： 腿的动作（独立体式）

当你学会了腿的姿势，就可以在房间中练习这个体式。

1. 山式站立。双手置于腰间。弯曲双腿。如图 27 所示。

2. 现在，把右腿放在左膝上，并绕过左腿。右大脚趾勾住左脚踝。如图 28 所示。

3. 学习在这个体式中保持平衡，同时正常呼吸。现在，你的左脚稳定地站在地板上。

4. 松开腿，回到山式站立。

5. 换腿，重复练习。左大脚趾勾住右脚踝，并保持平衡。

第三阶段： 手臂动作

1. 双手臂在体前，并弯曲手臂。手掌相对。如图 29 所示。

2. 左手肘放在右手肘关节上。

3. 左前臂绕过右前臂，并且手掌相合。向前看。如图 30 所示。

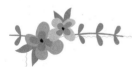

注意

右前臂结实有力，左前臂环绕它。

4. 松开双手。在另一侧重复这个动作，即右前臂环绕左前臂。向前看。

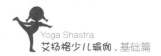
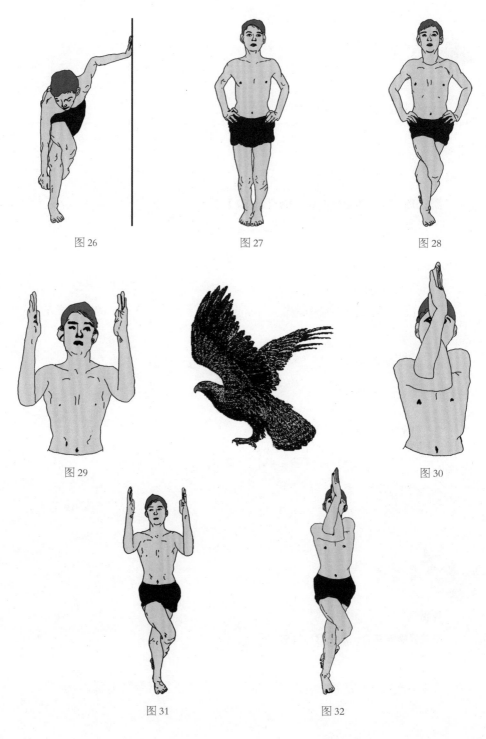

图 26

图 27

图 28

图 29

图 30

图 31

图 32

第四阶段：最终体式

1. 从图 28 所示的位置开始。

2. 双手臂在体前，并弯曲手臂。现在，你的手掌彼此相对。如图 31 所示。

3. 左手肘放在右手肘关节上。

4. 左前臂环绕右前臂，手掌相合。向前看。如图 32 所示。

5. 保持 10 秒，自然呼吸。这就是鸟王式。

6. 松开双腿和双手。山式站立。

7. 在另一侧重复这个体式，交换双腿和双手的位置。

记住

·当右腿交缠绕过左腿时，左前臂环绕右前臂。

·当左腿交缠绕过右腿时，右前臂环绕左前臂。

加强前屈伸展式（uttanasana）（15秒）

"ut" 的意思是 "强烈的"；"tana" 的意思是 "伸展"。在这个体式中，身体有强烈的伸展，因此得名。这个体式可以令人强壮并柔软灵活。

1. 山式站立。

2. 吸气，举起手臂，做手臂上举式。如图 33 所示。

3. 呼气，身体向前弯曲，手臂向地板伸展。手触地。如图 34 所示。

4. 保持双腿伸直，向上拉髌骨，保持 15 秒，自然呼吸。如图 35 所示。
   这就是加强前屈伸展式。

5. 吸气，向上抬起躯干，回到山式站立。

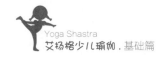

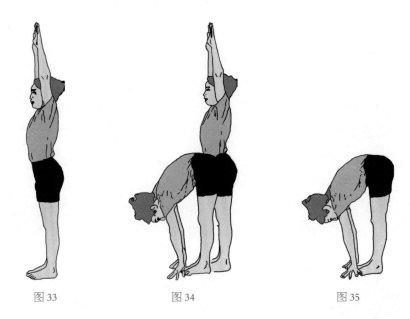

图 33　　　　　　　　图 34　　　　　　　　图 35

双角式（prasarita padottanasana）（20 秒）

"prasarita" 的意思是 "扩展的、伸展的或展开的"。"padottana" 是三个词的组合：pada+ut+tana。"pada" 的意思是 "脚"；"ut" 的意思是 "强烈的"；"tana" 的意思是 "伸展"。

双角式是一个双腿扩展并强烈伸展的体式。

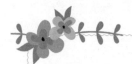

学习

变成一个头脑开阔的人。

1. 山式站立。如图 36 所示。

2. 吸气，双腿跳开，打开 105～120 厘米宽。双手放在腰间。如图 37

所示。

3. 呼气，躯干向前弯，双手放在地板上，与肩膀呈一线。手掌展开并伸展手指。如图 38 所示。

4. 保持膝盖和双腿伸直并结实地踩在地板上。呼吸 3 ～ 4 次。

5. 呼气，躯干向地板伸展，头放在地板上。如图 39、图 40 所示。这是双角式。

6. 保持 20 秒，自然呼吸。

7. 吸气，向上站起。跳回到山式。

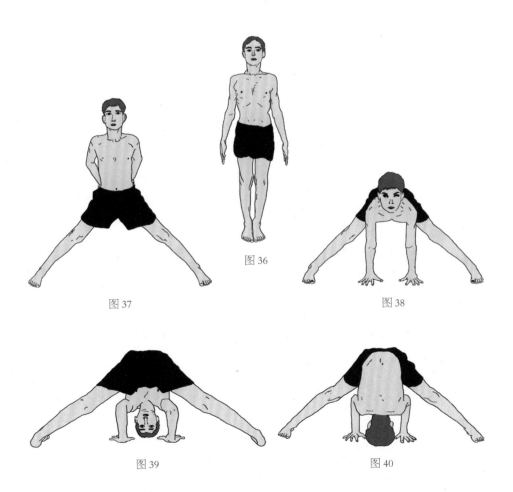

图 37

图 36

图 38

图 39

图 40

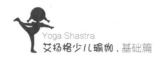
第 4 课　坐立体式（upavishta sthiti）

upavishta sthiti 是坐立体式。

"upavishta" 的意思是 "坐"；"sthiti" 的意思是 "位置、方位"。

现在，我们将要学习以下体式：

· 手杖式（dandasana）

· 简易坐（swastikasana）

· 英雄式（virasana）

· 至善式（siddhasana）

· 莲花式（padmasana）

· 坐山式（parvatasana）

· 牛面式（gomukhasana）

· 坐角式（upavishtakonasana）

· 束角式（baddhakonasana）

· 狮子式 I（simhasana I）

· 狮子式 II（simhasana II）

手杖式（dandasana）（20 ~ 40 秒）

"danda" 的意思是 "棍子、棒子"。在这个体式中，脊柱像棍子一样直。

在梵文中，脊柱即 "Meru danda"。Meru 是一座山的名字。在我们的身体中，脊柱像山一样笔直、垂直。其他动物的脊柱是水平的。

据说，Meru 山是宇宙的轴。脊柱是我们的身体的轴（身体可以围绕着旋转的那根线，就是轴。我们的星球也是围绕着一根轴旋转的。）

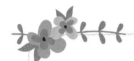

学习

·保持身体像棍子一样稳定，头脑专注在学习体式上。

身坐正，

脊柱挺直，

躯干和头部，

中正又垂直，

双腿伸出，

稳定又水平。

伸直的手臂说，

我们不是你的朋友吗？

躯干像棍子，

双腿像棒子。

手臂高呼，

哦！亲爱的朋友们，离不开我们的帮忙！

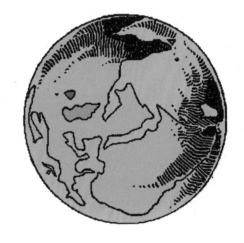

1. 坐在地板上，双腿向前伸出。脚趾并拢。收紧腿部肌肉。

2. 保持手掌在地面上，放在臀部的两侧，手指指向前，指向双脚。保持手肘伸直。如图 1 所示。

3. 扩展并向上伸展胸腔。肩向后旋。

4. 大腿和膝盖后侧、小腿肚和脚跟均匀地接触地板。如图 2 所示。

5. 正常呼吸，保持 20 ~ 40 秒。这就是手杖式。

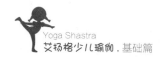

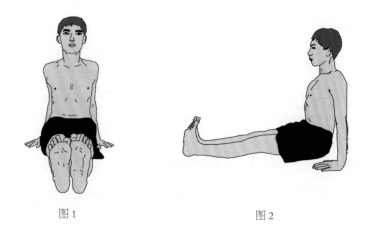

图 1   图 2

简易坐（swastikasana）（60 ～ 100 秒）

"swastika"的意思是"吉祥的符号或象征"。它还表
示灵魂的居住地，即阿特曼（atma）。在这个体式中，你的
双腿彼此交叉，就像 swastika 这个符号，并且变成灵魂的
所在地。

你坐在这个体式中，进行祈祷。

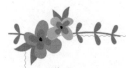

学习

·你的身体是灵魂的庙宇，保持它的干净和纯洁。

1. 坐在手杖式中。呼气，弯曲右腿，把右脚放在左大腿下。如图 3 所示。
   吸气。

2. 呼气，弯曲左腿，把左脚放在右大腿下。现在，你已经在大腿下使双腿
   交叉。

3. 握着你的双脚，把它们往里拉。如图 4 所示。双手放在臀部两侧，如在手杖式中所做的一样。如图 5 所示。

4. 提起背部，保持挺直。伸展并提起胸腔，双肩向后旋。

5. 双手在胸前合掌，即祈祷式手印（namaskara mudra）。如图 6 所示。

6. 正常呼吸，保持 60 ～ 100 秒。这就是简易坐。

7. 交换双腿交叉的顺序，重复。如图 7 所示。

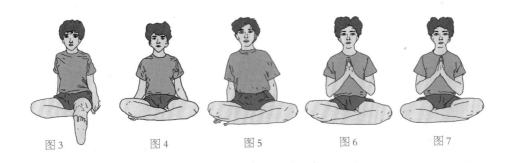

图 3　　　　图 4　　　　图 5　　　　图 6　　　　图 7

英雄式（virasana）（60 ～ 120 秒）

"vira" 的意思是 "英雄或战士"。

国王通常以这个体式坐在宝座上。

为什么？

原因很简单，因为宝座比国王更重要。当国王坐在这个体式中时，他折叠双脚，谦卑地坐在宝座上，脚掌不会碰到宝座。这是一个向宝座表达敬意的体式。

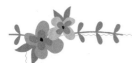

学习

·谦卑，通过这个体式获得力量和活力。

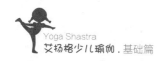
1. 跪在地板上。双膝并拢，双脚分开约 30 厘米宽。保持脚趾指向后。

2. 坐在坐骨上。保持双脚均匀着地。

3. 双手掌置于膝上，掌心向上。大拇指和食指指尖相触。这就是智慧手印
   （jnana mudra）。如图 8、图 9 所示。

4. 坐直，保持脊柱竖直。伸展并提起胸腔，双肩向后旋。向前看。正常呼
   吸，保持 60 ～ 120 秒。这就是英雄式。

勇敢而强大的勇士，

冠军，

就是他！

他跪下，

充满勇气，

充满精力，

却镇定、冷静，

诚实又谦逊。

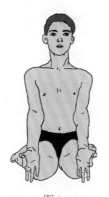

图 8

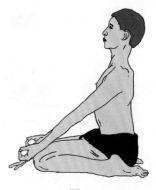

图 9

至善式（siddhasana）（30 ～ 60 秒）

"siddhi" 的意思是 "特殊力量"。siddha 是拥有超自然能力的人。他是纯
净的和完美的。siddha 也表示准备就绪。siddha 是品质高尚，并且具有超自
然能力的人。

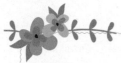

学习

·总是做好练习瑜伽的准备。

商羯罗（Adi Shankaracharya）有一个学生，名叫真喜（Sadananda）。一天，真喜正在恒河岸边祈祷。他听到他的老师在对岸叫他。他立刻走过去，想穿过恒河。在他迈入水中时，他的脚下莲花盛开。见此情景，他的古鲁为他取名为波陀摩帕陀（Padmapada）。"padma"的意思是"莲花"；"pada"的意思是"足"。真喜具有在水上行走的超自然能力。

至善者

从束缚中解脱，
启迪，鼓舞。
从无知中解脱，
完美，成就。

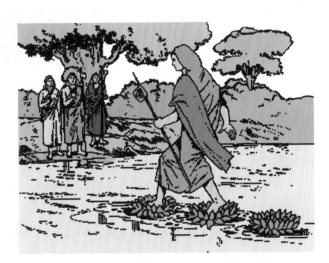

1. 坐在手杖式中。呼气，弯曲左腿，握着脚，脚掌抵住右大腿。吸气。

2. 呼气，弯曲右腿，把右脚放在左脚踝上，右脚掌在左大腿和左小腿之间。

3. 手掌放在双膝上。保持 30 ~ 60 秒，正常呼吸。如图 10 所示。这是至善式。

4. 交换双腿的位置，练习这个体式。如图 11 所示。

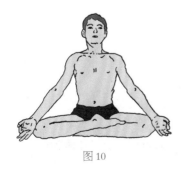

图 10

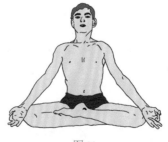

图 11

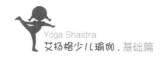
莲花式（padmasana）（30 ~ 60 秒）

"padma" 的意思是 "莲花"。
它是纯净的象征。

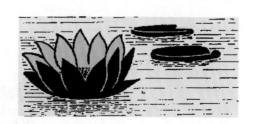

  虽然莲花生于泥泞、浑浊的水
中，花朵却长出水面，纯洁、干净。
相似地，莲叶虽然接触着水，但保持
干燥。因此，莲花是纯净的象征。

学习

· 这个体式告诉我们，"像莲花一样纯净。不受愤怒、嫉妒、成功、失败的污染。
 内心永远纯净"。

· 莲花是拉希米（Lakshmi）的居所。因此，这个体式的另一个名字是卡玛拉式
 （kamalasana）。

1. 坐在手杖式中。如图 12 所示。呼气，弯曲右腿，双手握着右脚，把它
 放在左大腿上，靠近躯干下部。如图 13 所示。吸气。

2. 呼气，弯曲左腿，双手握着左脚，把它放在右大腿上。坐直。

3. 保持双手掌在膝盖上，结成智慧手印（jnana mudra）。如图 14 所示。

4. 保持 30 ~ 60 秒，正常呼吸。这就是莲花式。

5. 松开腿，交换双腿的位置。首先，把左脚放在右大腿上；然后，把右脚
 放在左大腿上，进入莲花式。如图 15 所示。

注意

· 你可以在胸前合掌，即祈祷手印（namaskara mudra），并且念诵祈祷词。

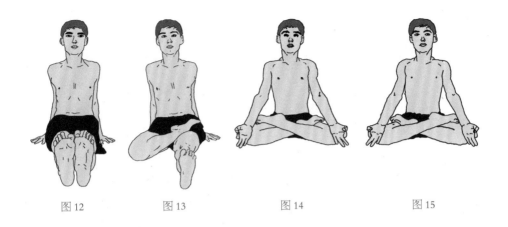

图 12   图 13   图 14   图 15

坐山式（parvatasana）（30秒）

"parvata"的意思是"山"。要做这个体式，你要先进入莲花式，然后如上举手指交扣式一样，举起手臂。

山有宽阔的底部和高耸的山峰。在这里，莲花式代表了山的宽阔底部，而交扣的、抬起的手臂代表了山峰。

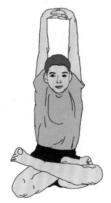

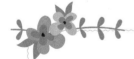

学习

·无论烈日、暴雨，还是寒风、暴雪，山都坚实地、强壮地、稳定地站在那里。

·像山一样，我们应当学习无论在何种情况下，都坚实、强壮和稳定。

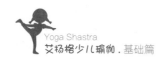

1. 坐在莲花式中。交扣手指，并高高地举起手臂，仿佛一个高峰。
2. 双脚推压大腿，向上延长身体。正常呼吸，保持 30 秒。这就是坐山式。
3. 放下手臂。交换手指交扣的方式。举起手臂。
4. 30 秒后，呼气，放下手臂。松开腿。交换双腿。交扣手指，向上举起手臂。放下手臂。然后，交换扣手指的方式，重复练习。

牛面式（gomukhasana）（10 ～ 15 秒）

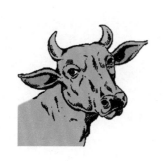

"go" 的意思是 "奶牛"；"mukha" 的意思是 "脸或口"。这个体式中腿的位置跟牛的口的形状相似。

在印度，牛代表母神。它提供牛奶，它的粪便是肥料。把牛粪撒在土地上，虫子就不会来。所以，以前的人们习惯把牛粪撒在地板上。

通过练习这个体式，我们向牛妈妈表达敬意。

这个体式有两种做法。

简易变体

第一阶段：腿的位置

1. 手杖式坐立。
2. 呼气，弯曲右腿。右脚放在左大腿下。保持右脚在左臀的旁边。吸气。
3. 呼气，弯曲左腿，左腿跨过右大腿，左脚放在右臀的旁边。
4. 双手把双脚往里拉，仿佛要把大腿打一个结。如图 16 所示。

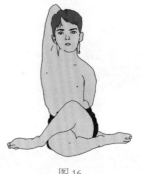

图16

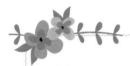

> 注意
>
> ·这个变体能为牛面式的高级变体做准备。

第二阶段：手臂的位置

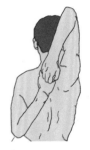

1. 吸气，将右手臂举过头并弯曲手肘。左手放在背后，
   并且左小臂向上移动，左手与右手相接。

2. 手指相勾，并且扣住，仿佛在握手。如图 17 所示。

3. 提起胸腔，向前看。保持正常呼吸。这是牛面式的
   简易版本。

4. 重复这个体式，交换双腿和手臂。

图 17

高级变体

要做这个体式的高级变体，你需要知道双脚的正确位置。

第一阶段：双脚的准备

1. 跪在地板上。坐在英雄式中。

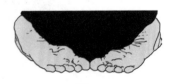

2. 双膝和双脚并拢。

3. 脚跟打开，使大脚趾彼此相触，同时，
   与地面平行。如图 18 所示。

图 18

4. 坐在双脚上。

这是英雄式的变体，为牛面式中腿的位置做好双脚的准备。

第二阶段：腿的位置

1. 按第一阶段的步骤，进入英雄式。

2. 现在，缓慢地、小心地将臀部移到右脚上。松开左腿，保持膝盖弯曲，

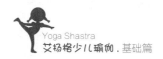
并且指向天花板。恰当地坐在右脚上，右脚与地板平行。

3. 抬起左腿，把左大腿放在右大腿上。抬起臀部，用手使左脚踝和左脚跟靠近右脚踝和右脚跟。

4. 坐在双脚踝上，保持脚趾指向后。双手放在臀部两侧。学习在这个体式中保持平衡。如图 20 所示。

5. 交换双腿的位置，再次如图 18 所示坐在英雄式中。

6. 现在，缓慢地、小心地将臀部移到左脚上，松开右腿，但是保持膝盖弯曲，并且指向天花板。恰当地坐在左脚上，左脚保持水平。

7. 抬起右腿，把右大腿放在左大腿上。抬起臀部，用手使右脚踝和右脚跟靠近左脚踝和左脚跟。坐在脚踝上，脚趾指向后。双手放在臀部两侧。学习在这个体式中平衡。如图 19 所示。

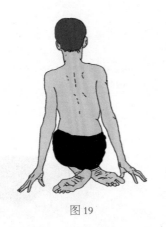
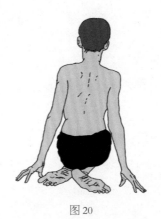

图 19　　　　　　　　　　　图 20

第三阶段：手的位置

1. 坐在牛面式中，左腿在右腿上方。

2. 向上举起右手，弯曲手肘。左手放在背后，并向上移动左小臂，左手与右手相接。

3. 扣住手指，然后，双手相握，仿佛在握手，如图 21、图 22 所示。

4. 提起胸腔，向前看。

5. 保持 10 ～ 15 秒，正常呼吸。这就是牛面式。

6. 交换双腿和手臂，重复练习这个体式。

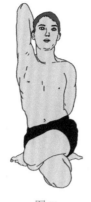
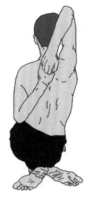

图 21　　　　　　图 22

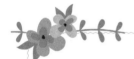

注意

·当右腿在下方时，右手向上举、弯曲手肘，左手从下面到背后。

·当左腿在下方时，左手向上举、弯曲手肘，右手从下面到背后。

坐角式（upavishtakonasana）（20 ~ 40 秒）

"upavishta" 的意思是 "坐着"；"kona" 的意思是 "角"。在这个体式中，你要先坐下，并且打开双腿，在双腿之间制造一个角度。

坐下，分开腿，

手放下，背挺直，

脚趾向上，脖子挺直，

向前看，别低头。

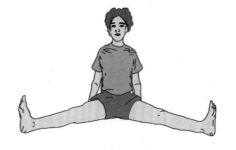

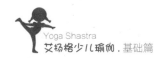

1. 坐在手杖式中。分开双腿。保持双膝伸直。大腿、小腿肚和脚跟均匀地接触地板。

2. 收紧双腿肌肉，保持脚趾指向上。

3. 手掌放在臀部两侧，手指指向双腿。

4. 坐直。大腿压向地板，向上伸展躯干。展宽胸腔，肩膀向后旋。向前看。保持体式时，正常呼吸。这就是坐角式。

束角式（baddhakonasana）（30 ～ 40 秒）

"baddha" 的意思是 "牢固地抓住"；"kona" 的意思是 "角"。在这个体式中，你抓着双脚，并且两大腿宽阔地打开，创造一个角度。

这个体式也是制鞋匠们的坐姿。

弯曲膝盖，伸展它们，

脚掌合拢，脚跟合拢，

抓住双脚，伸展大腿，

下压膝盖，躯干正直。

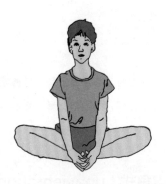

1. 坐在手杖式中。呼气，弯曲双腿，并且膝盖向下压。脚跟靠近躯干。现在，你的小脚趾应接触地板。

2. 双脚合拢。脚掌均匀地给彼此施力，并且脚趾指向前。双手握着脚，使双脚彼此接近。伸展大腿。

3. 坐直，伸展并提起胸腔。向前看。保持体式时，正常呼吸。这就是束角式。

狮子式（simhasana）（10 秒）

"simha" 的意思是 "狮子"。这个体式模仿狮子。

狮子不伤害其他动物。只有饥饿的时候，才会捕猎，其他时候，它们连看也不会看一眼。

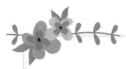

学习

·当你饿了的时候，才吃东西。

这个体式向那罗希摩（Narasimha）致敬。毗湿奴从石柱中跳出来，以狮头人身的形象出现，所以，毗湿奴也被叫作那罗希摩。他杀死了魔王希兰亚卡西普（Hiranyakashipu），拯救了普拉拉德（Prahlada），也就是希兰亚卡西普的儿子。

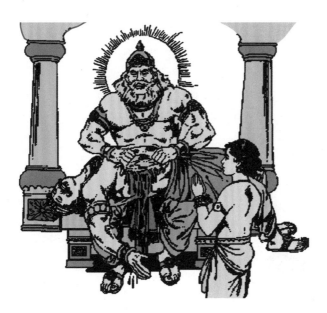

这个体式有两种变体。

狮子式 I（simhasana I）

1. 坐在手杖式中。

2. 抬起臀部。呼气，弯曲右膝，把右脚放在左臀下。

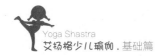
3. 然后，弯曲左膝，把左脚放在右臀下。左脚踝在右脚踝下方。

4. 坐在脚跟上，脚趾指向后。保持背部挺直。
保持正常呼吸。

5. 右手掌放在右膝上，左手掌放在左膝上。分
开五指，并且伸展五指。

6. 大大地张开口，伸出舌头，并向下巴伸展。

7. 睁大双眼。

8. 用口呼吸。这就是狮子式 I。

9. 交换扣腿的方式，在另一侧重复。

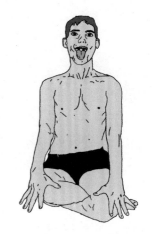

狮子式 II（simhasana II）

1. 坐在莲花式中。双手掌放在交叉腿的两侧。

2. 手掌向下压，提起臀部，离开地面。手掌向前走，旋转膝盖，使交叉的
双腿和骨盆面向地板，后背呈弓形。

3. 手掌与肩膀在一条线上，五指张开，指向前。

4. 胸腔向前，并向上伸展。伸展后背，伸直手臂。

5. 张大嘴巴。向下巴的方向伸展舌头。

6. 睁大双眼，看向两眉之间。用口呼吸。这就是狮子式 II。

7. 交换双腿的盘放方式，重复练习。

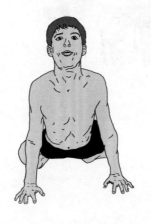 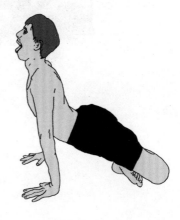

第 5 课　前伸展体式（paschima pratana sthiti）

paschima pratana sthiti 是前伸展体式。

"paschima" 的意思是 "后背"；"pratana" 的意思是 "伸展"，"sthiti" 的意思是 "位置"。

身体向前伸展的体式被称作 paschima pratana sthiti。

现在，我们将学习以下的前伸展体式：

- 面朝下英雄式（adho mukha virasana）
- 圣哲玛里奇式 I（marichyasana I）
- 花环式 II（malasana II）

面朝下英雄式（adho mukha virasana）（30 ~ 60 秒）

"adho" 的意思是 "向下"；"mukha" 的意思是 "脸"。坐在英雄式中，身体前屈，脸向下，因此得名。

勇敢的人

勇敢的人是谦逊的，

谦逊的人也可以是勇敢的。

他们向他们忠诚地爱着的人，

充满敬意地俯下身。

1. 坐在英雄式中。吸气。
2. 呼气，身体前屈，伸出手臂。

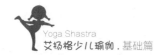

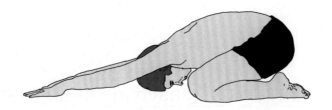

3. 正常呼吸，躯干落于大腿上，头放在地板上。这就是面朝下英雄式。

注意

· 如果做不到在身体前屈时保持大腿和膝盖并拢，你可以将双膝稍微打开，大脚趾相触，身体前屈。

圣哲玛里奇式 I（marichyasana I）（10 ~ 20 秒）

圣哲玛里奇是创造者梵天（Brahma）的儿子，是太阳神（Surya）的祖父。圣哲玛里奇发明了几个体式，这些体式是献给他的。

你将要学习这个体式的中间阶段。

梵天的儿子和

太阳神的祖父，

正是圣哲玛里奇。

他在一个体式中苦修，

就是我们所说的圣哲玛里奇式。

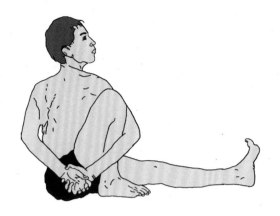

1. 坐在手杖式中。

2. 呼气，弯曲右膝。小腿靠近大腿。保持小腿垂直于地板，膝盖朝向天花板。吸气。

3. 呼气，向前举起右手臂，转手掌，使大拇指面向地板。吸气，现在，右臂绕过右小腿和右大腿。

4. 现在，你的右手在背后。你的右臂缠绕着右腿。正常呼吸。

5. 呼气，左肩稍稍转向左，向后摆动左臂，左手抓着右手。上提脊柱。

6. 胸部转向前。上提胸膛，向上看。

7. 自然呼吸，保持 10 ~ 20 秒。这就是圣哲玛里奇式的中间阶段。

8. 松开手，伸直腿。回到手杖式。

9. 改变腿的位置。现在，你的右腿是直的，左腿弯曲。左小腿垂直于地板，膝盖要朝向天花板。

10. 左臂向前举起，环绕左小腿和左大腿。现在，你的左手在背后。这时，以左臂缠绕着左腿。

11. 右肩稍稍向右转，向后摆动右臂，右手握着左手。

12. 朝前转动躯干。上提脊柱。上提胸膛并向上看。

13. 保持 10 ~ 20 秒，自然呼吸。

14. 松开手，伸直腿。回到手杖式。

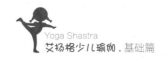

花环式 II（malasana II）（30秒）

"mala" 的意思是 "花环"。要将手臂当作花环，环绕身体。有两种花环式。花环式 II 比花环式 I 容易。现在你将学习花环式 II。

花环

用手臂做个花环？是的，我要这样做！

绕它一圈，还要令它强壮有力？是的，我要这样做！

把爱献给它，小心地握着它？是的，我要这样做！

拥抱我自己，因为我也爱我！

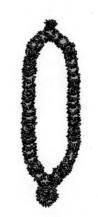

先学习花环式的坐姿。你可以从山式或手杖式中学习这个姿势。

第一阶段：花环式的坐姿

1. 山式站立。如图 1 所示。

2. 呼气，弯曲双膝，让臀部靠近地板，但不要触地。保持手指在地板上。如图 2 所示。

3. 现在，坐在手杖式中。如图 3 所示。

4. 呼气，弯曲双腿，让小腿肚靠近大腿后侧。蹲在地上。保持手指在地板上。如图 4 所示。

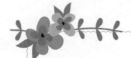

注意

如果你蹲不下去，可以将双脚分开约 15 厘米宽。

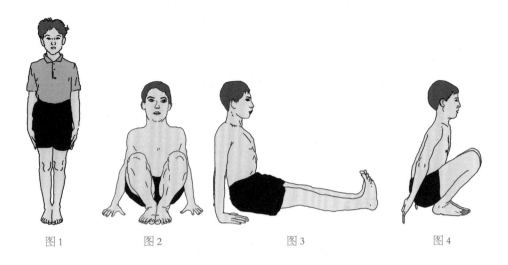

图 1   图 2   图 3   图 4

第二阶段：在花环式坐姿中保持平衡

1. 从山式或手杖式开始，来到花环式坐姿。

2. 手臂在胸前伸展，掌心向下。脚跟压地。

3. 目光沿手掌平视前方，自然呼吸。如图 5 所示。

4. 脊柱向前稍稍弯曲，现在，你的腋窝触碰膝盖。脚跟压地。如图 6 所示。呼吸两次。

5. 吸气，抬头，回到山式或手杖式。

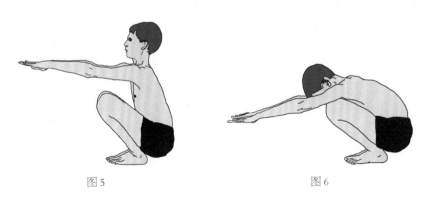

图 5   图 6

第三阶段：花环式 II

1. 由如图 6 所示姿势开始。

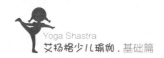
2. 双膝稍稍分开。手臂从双腿内侧，向后环绕小腿。

3. 双手握着脚踝后侧或脚跟。呼吸两次。

4. 吸气，上提胸部，脊柱向前伸展。如图 7 所示。呼吸两次。

5. 呼气，脊柱继续朝着头的方向伸展，并且头落在地板上。如图 8 所示。

6. 保持 30 秒，自然呼吸。这是花环式 Ⅱ 。

7. 吸气，抬起躯干，抬起头。先松开手，然后双腿回到手杖式。

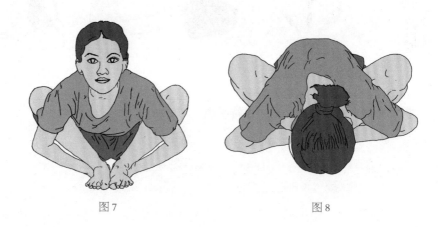

图 7   图 8

第 6 课　仰卧体式（supta sthiti）

supta sthiti 是仰卧体式。

"supta" 的意思是 "躺着或仰卧"，也有 "睡眠" 的意思。

现在，我们要学习一个仰卧体式，叫作鱼式（matsyasana）。

鱼式（Matsyasana）（40 ~ 60 秒）

"matsya" 的意思是 "鱼"。Matsya 是毗湿奴神的第一个化身。

鬼王何耶揭梨婆（Hayagriva）偷了《吠陀经》，躲藏在深深的海中。毗湿奴化为鱼形，复原了全部的四部《吠陀经》。这个体式是献给毗湿奴的，以鱼形呈现。

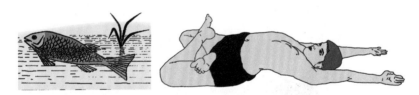

我们将要学习鱼式的简化版本。

1. 坐在莲花式中。向后仰卧，保持手肘在地板上。背部向下，平躺在地板上。
2. 伸展手臂。
3. 双膝向下压，保持双腿扣紧。
4. 保持 40 ~ 60 秒，自然呼吸。这就是鱼式。
5. 现在，双手放在体侧。手掌向下压，吸气，起身。
6. 交换双腿，重复这个体式。

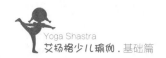

第 7 课　后弯体式（purva pratana sthiti）

purva pratana sthiti 是向后弯的体式。

"purva" 的意思是 "骆驼"。这个体式模仿骆驼的形态。背部处于凹陷的状态。这一课将学习以下几种体式：

· 骆驼式（ustrasana）

· 眼镜蛇式（bhujangasana）

· 蝗虫式（shalabhasana）

· 鳄鱼式（makarasana）

骆驼式（ustrasana）（10 ～ 15 秒）

"ustra" 的意思是 "骆驼"。这个体式模仿骆驼的形象，背部呈凹状。

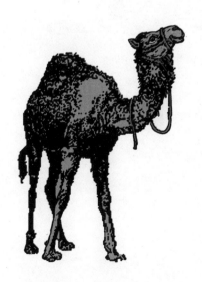
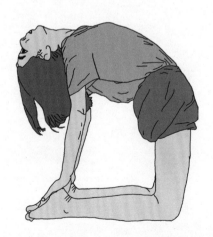

1. 膝盖跪地。膝盖并拢，双脚并拢。保持脚趾指向后。然后，坐在英雄式
   中。这是英雄式的一个变体。如图 1 所示。

2. 脚踝压地，吸气。臀部向上提。跪在膝盖上。双膝、双脚并拢，并使它
   们正位。这意味着你的右膝和右脚要在一条线上，你的左膝和左脚也要
   在一条线上。双膝和双脚彼此平行。双手放在后背上。如图 2 所示。

3. 上提胸部并且向后弯。如图 3 所示。

4. 呼气，进一步向后弯。大腿稍稍向前移。手臂向后，向着地板的方向伸
   直。右手掌放在右脚上，左手掌放在左脚上。

5. 手掌向下按双脚，并向上挺胸。头向后。臀部向前移。如图 4 所示。

6. 保持 10 ~ 15 秒，自然呼吸。这就是骆驼式。

7. 呼气，向前推臀部，顺势抬起身体，双手随之收回，进入跪立。然后，
   以英雄式坐下。

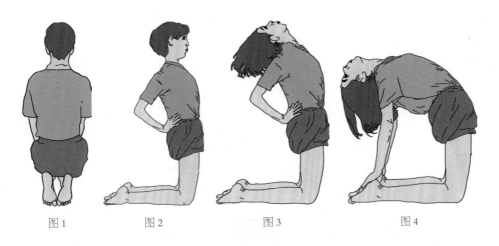

图 1　　　　　　图 2　　　　　　图 3　　　　　　图 4

眼镜蛇式（bhujangasana）（10 ~ 15 秒）

"bhujanga" 的意思是 "蛇"。这个体式模仿一条抬起头准备袭击的蛇。
这个体式是献给蛇的。随着雨季的到来，农民们开始在土地上播撒种子。8 月
时，作物还在生长着。蛇是我们的朋友，因为它使农作物免于被老鼠吃掉。蛇

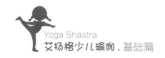
保护了庄稼，我们就得到了食物。因此，我们敬拜蛇。敬拜蛇的节日叫作
Nagapanchami。尊重所有生物，因为它们的存在有助于生态系统的平衡。

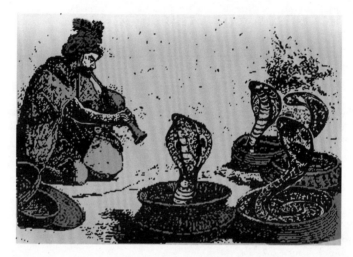

1. 俯卧下来。伸直并且并拢双腿。脚跟向脚趾方向伸展。双脚并拢。向远
   处伸展脚趾。手掌保持在胸的两侧。如图 6 所示。

2. 吸气，手掌下压，向上抬起躯干。收紧大腿，脊柱弯拱。如图 7 所示。

3. 扩展胸部，头向后。你身体的伸展好像一条准备袭击的蛇。

4. 手臂伸直。保持这个体式 10 ~ 15 秒，自然呼吸。如图 8 所示。这就
   是眼镜蛇式。

5. 抬起头，弯曲躯干。

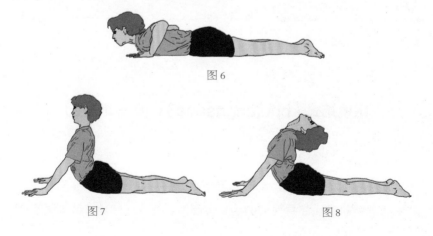

图 6

图 7　　　　　　　　图 8

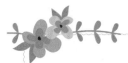

记住

大腿应当收紧并压向地板。

蝗虫式（shalabhasana）（10～15秒）

"shalabha" 的意思是 "蝗虫或蚂蚱"。这个体式模仿栖息在地上的蝗虫。

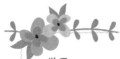

学习

蝗虫享受大自然的美丽，却不破坏环境。我们也不应当破坏环境。

跳跳虫，跳跳虫，

蝗虫，

吃青草，

吃树叶，

却不损害

这绿色的花园，

不要变灰，

一直绿着吧，

继续跳，

继续跳，

直到我们再次遇见。

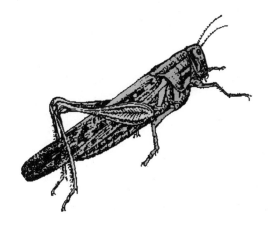

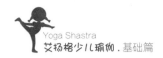

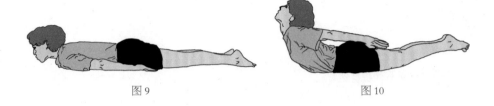

图 9   图 10

1. 俯卧，双腿、双脚并拢。双肩向后拉。

2. 双手放在躯干的两侧，掌心朝向天花板。保持手肘和膝盖结实稳定。双
   腿并拢。如图 9 所示。呼吸两次。

3. 呼气，同时抬起双腿、胸和手臂。双腿向脚趾伸展。向上抬起胸部，向
   着头的方向。

4. 保持腹部接触地面，以腹部为支撑抬起身体，使腹部得到伸展。如图 10
   所示。

5. 保持 10 ~ 15 秒，自然呼吸。这就是蝗虫式。

6. 呼气，放下胸、腿和手臂。

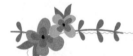

注意

·大腿不可触地。

·不要弯曲膝盖。

鳄鱼式（makarasana）（10 ~ 15 秒）

"makara" 的意思是 "鳄鱼"。据说神戴的耳环是鳄鱼形的，因此被叫
作 "Makara Kundala Dhar"，"kundala" 的意思是 "耳环"，"dhari" 的
意思是 "穿戴的人"。鳄鱼是女神 Ganga 的坐骑，因此，她也被叫作 Makara
Vahini。Vahini 就是骑着坐骑的人。

在这个体式中，身体呈现鳄鱼的形状。这个体式是蝗虫式的变体。在这里，手指交扣，放在头后。

俯卧在地上，

面朝下。

伸展身体，

双腿离地。

手指交扣，

放在头后，

突出的手肘就像

鳄鱼的脸。

1. 俯卧。双腿并拢并向脚趾方向伸展。保持膝盖收紧、结实，下巴向前伸。如图 11 所示。

2. 手臂放到头后，手指在头后交扣。保持手肘朝前，并且从腋窝处开始伸展。如图 12 所示。

3. 呼气，同时抬腿和胸。双腿向脚趾方向伸展，向上抬胸。

4. 保持 10 ～ 15 秒，自然呼吸。如图 13 所示。这就是鳄鱼式。

5. 呼气，胸、腿、手臂落下。

6. 改变手指交扣的方式，重复这个体式。

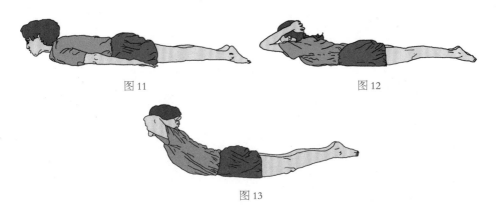

图 11　　　　　　　　　　　　　　　图 12

图 13

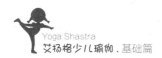
第 8 课　修复体式（vishranta karaka sthiti）

vishranta karaka sthiti 是修复体式。

"vishranta"的意思是"休息"。"karaka"的意思是"给予"。现在，我们将要学习能让我们休息的体式。

摊尸式（shavasana）（3 ～ 5 分钟）

"shava"的意思是"死去的身体或尸体"。

在这个体式中，你要保持不动，像一具尸体一样。这个体式将会给身体和头脑带来安静。

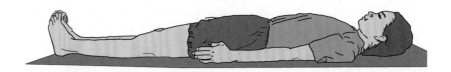

1. 坐在手杖式中。向后倾，手肘着地，然后平躺下来。颈部伸展，低头。
2. 双脚并拢。脚跟和脚趾并拢。
3. 手臂在躯干的两侧，手臂沿肩膀一路向下伸展。手掌朝向大腿，手指伸展。
4. 保持手臂和双腿结实。
5. 保持眼睛睁开。凝视天花板，视线恰好与眼睛水平，静静地呼吸。这就是摊尸式。
6. 完成这个体式后，弯曲双臂和双腿。转向右。然后起身，以山式站立。

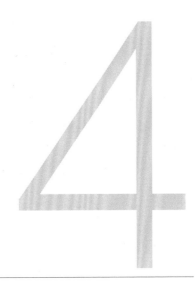

第四部分

练习指导

第 1 课　预备动作

- 站立体式和坐立体式的预备动作。
- 在站立预备动作中，学习向各个方向活动四肢，学习不同的跳跃方式。
- 在坐立预备动作中，学习用不同的方式来交叠双腿。
- 为了获得灵活性和速度感，也可以将这些动作组合起来练习。

手臂动作、腿部动作以及手臂和腿部结合的动作如下所示。

每个动作需做 6～8 次。

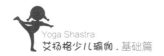
站立预备动作

A、手臂动作（单臂 / 双臂上下运动）

1）右臂上举

· 山式站立。

· 右臂向上伸直。

· 右臂落下，山式站立。

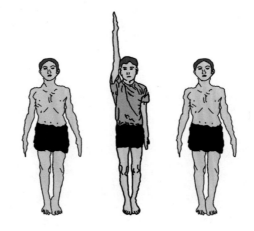

2）左臂上举

· 山式站立。

· 左臂向上伸直。

· 左臂落下，山式站立。

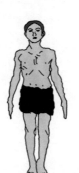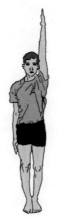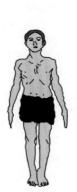

3）双臂交替上举

· 山式站立。

· 右臂向上伸直。

· 右臂落下的同时左臂向上伸直。

· 左臂落下的同时右臂向上伸直。

· 练习该动作 5 ~ 6 次，然后山式站立。

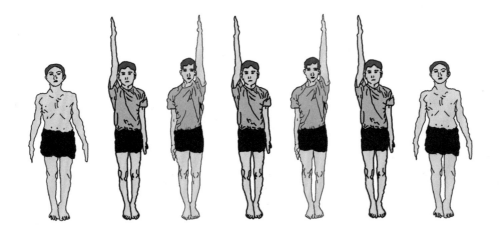

4）双臂同时上举

· 山式站立。

· 向上伸直双臂，双臂与双肩在一条线上。保持掌心相对。

· 双臂伸直落下，山式站立。

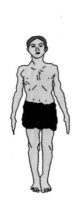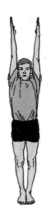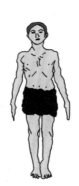

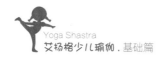

5）双臂同时侧伸展

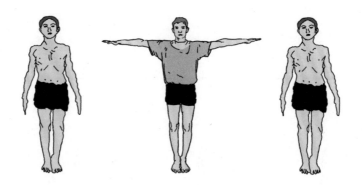

6）双臂同时侧伸展然后再上举

· 山式站立。

· 双臂向两侧伸展。

· 转动掌心朝向天花板。

· 双臂向上举，于双肩在一条线上。

· 呼气，双臂侧平举，转动掌心朝向地面，落下双臂，山式站立。

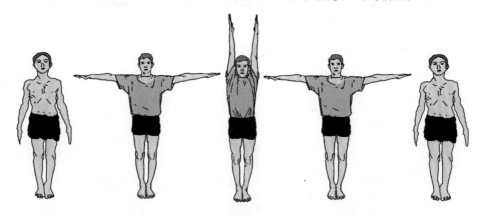

B、腿部动作（跑跳动作）

1）鹅步

· 山式站立。

· 左腿上提屈膝。

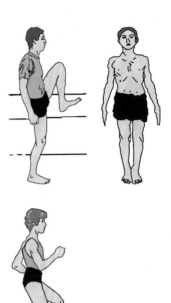

- 左腿落下。
- 现在，右腿上提屈膝。
- 右腿落下。
- 快速连续练习该动作 6 ~ 8 次。

2）跑动

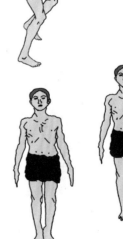

- 山式站立。
- 原地跑 1 ~ 2 分钟。
- 然后山式站立。

3）跳高

- 山式站立。
- 双腿并拢跳 10 次。
- 山式站立。

C、手腿动作结合

1）跳的同时双臂向两侧打开

- 山式站立。
- 跳开双腿的同时打开双臂。双脚间的距离为 75 ~ 91 厘米。
- 跳回山式。

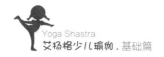
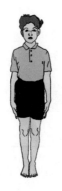 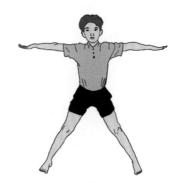 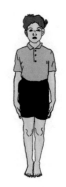

2）跳开双腿的同时手臂上举

· 山式站立。

· 跳开双腿的同时手臂展开上举。

· 跳回山式。

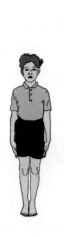 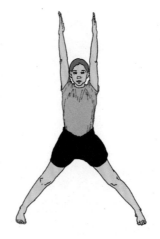 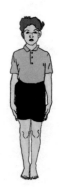

3）跳开双腿的同时手臂上举然后合掌

· 山式站立。

· 跳开双腿的同时手臂展开上举。拍手合掌。

· 跳回山式。

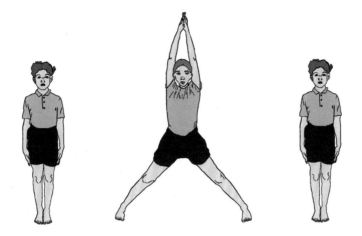

4）手插腰，双腿交叉跳开

· 山式站立，双手叉腰。

· 跳开，双脚一前一后落地。

· 右腿落在前方，左腿在后。

· 再次跳起，双腿交叉。

· 现在，左腿在前，右腿在后。

· 交叉跳 6 ~ 8 次。

· 跳回，双脚并拢，山式站立。

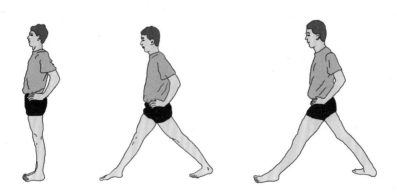

5）双臂上举，双腿交叉跳开

· 山式站立，双臂上举越过头顶。

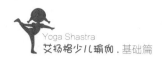
- 交叉跳开双腿。

- 右腿落在前方，左腿落在后方。

- 再次跳起，双腿交叉。

- 现在，左腿在前，右腿在后。

- 交叉跳 6 ~ 8 次。

- 跳回，双脚并拢，山式站立。

坐立预备动作

A、盘腿坐

1）先盘右腿，再盘左腿

- 伸直双腿坐立。双腿并拢坐直。这是手杖式。

- 盘右腿并把右脚插入左大腿下方。

- 接着盘左腿并把左脚插入右大腿下方。这就是盘腿坐。

- 先松开左腿，再松开右腿，坐回手杖式。

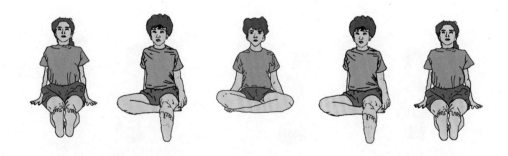

2）先盘左腿，再盘右腿

- 手杖式坐立。先盘左腿并把左脚插入右大腿下方。

- 接着盘右腿并把右脚插入左大腿下方。

- 先松开右腿，再松开左腿，坐回手杖式。

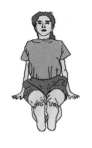 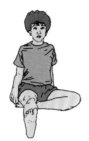 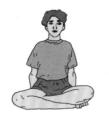 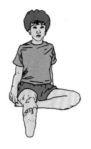 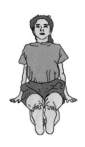

3）快速连续地交换腿的姿势

· 手杖式坐立。

· 做盘腿坐，先盘右腿再盘左腿。

· 松开双腿，先左后右，回到手杖式。

· 做盘腿坐，先盘左腿再盘右腿。

· 松开双腿，先右后左，回到手杖式。

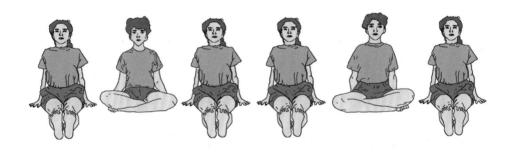

4）在盘腿坐中交换双腿姿势

· 先盘右腿，再盘左腿，坐在盘腿坐中。

· 现在，你的左腿在右腿下方。

· 轻轻地松开双腿，交换双腿交叉方向。

· 现在，你的右腿在左腿下方。

· 交换双腿 5～8 次。

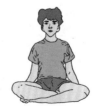 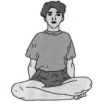

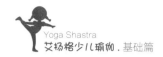
B. 束角式

1）先屈右腿

· 手杖式坐立。

· 屈右腿，右脚靠近左大腿。

· 屈左腿，左脚与右脚相对，抓住双脚。这就是束角式。

· 松开左腿，再松开右腿，回正。

· 手杖式坐立。

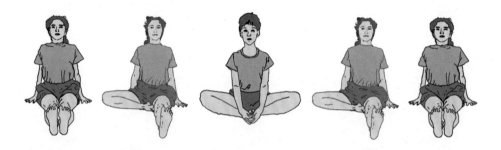

2）先屈左腿

· 手杖式坐立。屈左腿，左脚靠近右大腿。

· 屈右腿，右脚与左脚相对，抓住双脚。

· 松开右腿，再松开左腿，回正。

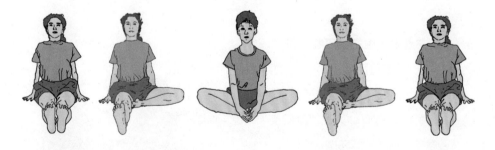

C. 束角式和坐角式的结合

1）先伸右腿，再伸左腿

· 束角式坐立。

- 右腿向右侧伸展。
- 左腿向左侧伸展。
- 这就是坐角式。
- 先屈左腿再屈右腿进入束角式。

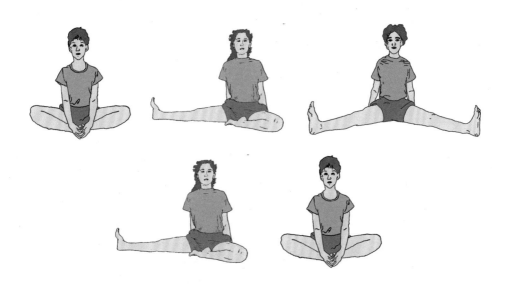

2) 先伸左腿, 再伸右腿

- 束角式坐立。左腿向左侧伸展。
- 右腿向右边侧伸展。这就是坐角式。
- 先屈右腿再屈左腿进入束角式。

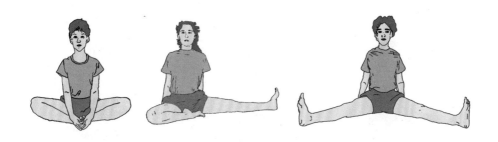

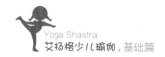

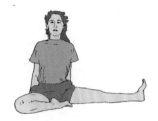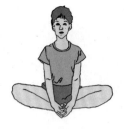

D. 同时伸开双腿

· 手杖式坐立。

· 同时向两侧伸开双腿。

· 现在，你在坐角式中。

· 双腿并拢回到手杖式。

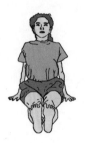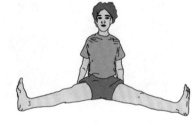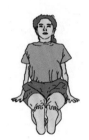

E. 同时屈双腿进入束角式

· 手杖式坐立。

· 同时屈双腿，双脚并拢。

· 现在，你在束角式中。

· 双腿同时向前伸直，回到手杖式。

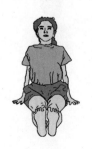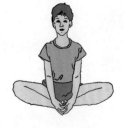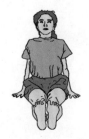

ℓ. 手杖式、束角式和坐角式的结合

1）手杖式→束角式→坐角式→手杖式

- 手杖式坐立。同时屈双腿并把双脚并拢，抓住双脚，进入束角式。
- 伸开双腿进入坐角式。
- 双腿并拢，坐回手杖式。

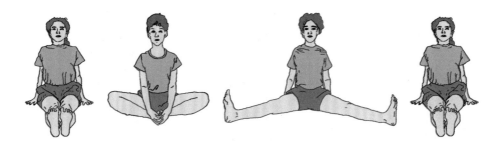

2）手杖式→束角式→坐角式→束角式→手杖式

- 手杖式坐立。
- 同时屈双腿并把双脚并拢，抓住双脚，进入束角式。
- 同时向两侧伸开双腿进入坐角式。
- 同时屈双腿并把双脚并拢，抓住双脚，进入束角式。
- 双腿并拢，坐回手杖式。

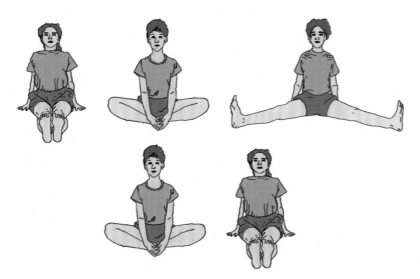

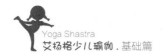

3）手杖式→坐角式→束角式→坐角式→手杖式

· 手杖式坐立。

· 同时向两侧伸开双腿进入坐角式。

· 同时屈双腿并把双脚并拢，抓住双脚，进入束角式。

· 同时向两侧伸开双腿进入坐角式。

· 双腿并拢，坐回手杖式。

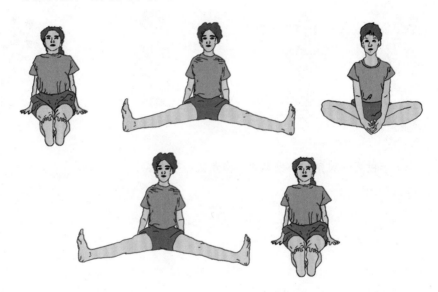

G. 手杖式和英雄式的结合

1）右腿先进入英雄式

· 手杖式坐立。

· 屈右腿，右腿向后折。

· 然后屈左腿，左腿向后折。现在你在英雄式中。

· 松开左腿，向前伸直左腿。

· 松开右腿，向前伸直右腿，回到手杖式。

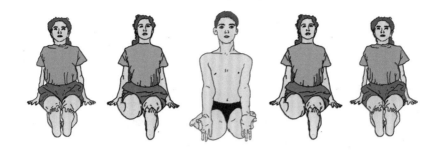

2）左腿先进入英雄式

· 手杖式坐立。

· 屈左腿，左腿向后折。

· 然后屈右腿，右腿向后折。现在你在英雄式中。

· 松开右腿，向前伸直右腿。

· 松开左腿，向前伸直左腿，回到手杖式。

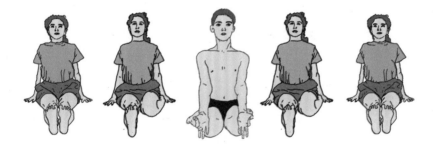

H、手杖式、英雄式和花环式的结合

· 手杖式坐立。

· 屈双腿，蹲坐在双腿上。

· 这是花环式坐姿。

· 翻转脚，脚面朝下，进入英雄式。

· 上提身体基座进入花环式。

· 伸直双腿进入手杖式。

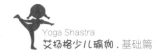
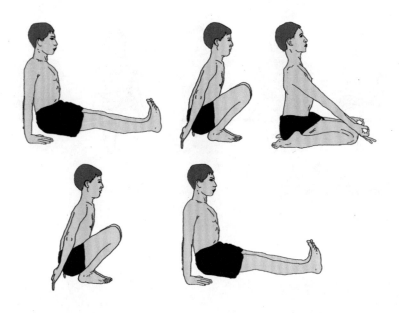

I. 手杖式和至善式的结合

1）先屈左腿，再屈右腿

· 手杖式坐立。

· 屈左腿并保持左脚触碰右大腿。

· 屈右腿并把右脚放到左脚脚踝上方。

· 右脚放在左腿大腿和小腿之间。

· 现在，你在至善式中。

· 先松开右腿再松开左腿，回到手杖式。

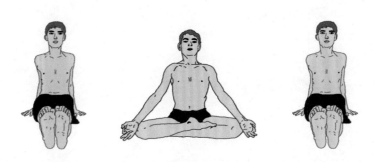

2）先屈右腿，再屈左腿

· 手杖式坐立。

· 屈右腿并保持右脚触碰左大腿。

· 屈左腿并把左脚放到右脚脚踝上方。

· 左脚放在右腿大腿和小腿之间。

· 先松开左腿再松开右腿，回到手杖式。

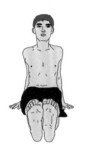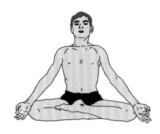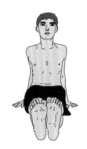

J、手杖式和莲花式的结合

1）先屈右腿，再屈左腿

· 手杖式坐立。

· 屈右腿置于左大腿上方。

· 屈左腿置于右大腿上方。这就是莲花式。

· 先松开左腿，再松开右腿。

· 回到手杖式。

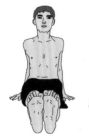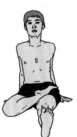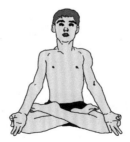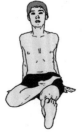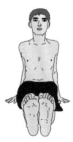

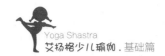
2）先屈左腿，再屈右腿

· 手杖式坐立。

· 屈左腿置于右大腿上方。

· 屈右腿置于左大腿上方。

· 先松开右腿，再松开左腿。

· 回到手杖式。

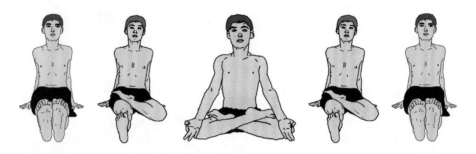

3）在莲花式中交换双腿

· 莲花式坐立，左腿在右腿上方。

· 松开双腿，交换莲花式中双腿的交叉顺序。

· 现在，你的右腿在左腿上方。

· 练习 6 ~ 8 次，然后松开双腿回到手杖式。

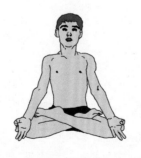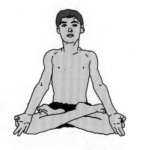

· 莲花式坐立，右腿在左腿上方。

· 松开双腿，交换莲花式中双腿的交叉顺序。

· 现在，你的左腿在右腿上方。

· 练习 6 ~ 8 次，然后松开双腿回到手杖式。

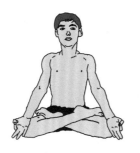 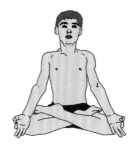

站立体式和坐立体式的结合

K、山式和英雄式的结合

· 山式站立。

· 双臂上举做上举祈祷式的同时屈膝进入幻椅式。

· 更进一步地屈膝，蹲坐在花环式坐姿中。

· 翻转脚，进入英雄式。

· 提起身体基座，进入花环式。

· 下压双脚，上提躯干进入幻椅式。

· 双腿伸直，双臂落下，山式站立。

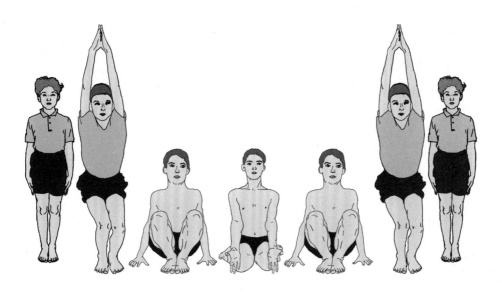

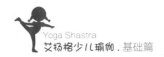
第 2 课　练习大纲

· 开始练习前需遵守第三部分的规定。

· 以祈祷唱诵来开始和结束每一次的练习。

· 这个练习共分成十次课程。循序渐进，夯实一个课程，再进入下一个课程。

每一个课程都可分为两部分。

1. 预备动作循序渐进，有助于我们完成最终的瑜伽体式，并使我们与自己的四肢建立连接。

2. 瑜伽体式练习：

　　· 每一个课程的练习时长已经给出。

　　· 难以达成的体式，需要反复尝试，直至做到为止。

课程一

第一部分： 练习所有站立预备动作 10 ～ 15 分钟。

第二部分： 练习下列瑜伽序列 3 次。

1	山式	7	手杖式
2	手臂上举式	8	盘腿坐
3	上举手指交扣式	9	英雄式
4	上举祈祷式	10	面朝下英雄式
5	幻椅式	11	蝗虫式
6	三角伸展式	12	摊尸式

课程二

第一部分：练习所有站立预备动作 10 分钟。

第二部分：练习下列瑜伽序列 3 次。

1	山式	9	盘腿坐
2	手臂上举式	10	英雄式
3	上举手指交扣式	11	坐角式
4	上举祈祷式	12	束角式
5	幻椅式	13	面朝下英雄式
6	三角伸展式	14	蝗虫式
7	战士式 II	15	鳄鱼式
8	手杖式	16	摊尸式

课程三

第一部分：练习所有站立预备动作 10 分钟。

第二部分：练习下列瑜伽序列 3 次。

1	山式	12	盘腿坐
2	手臂上举式	13	英雄式
3	上举手指交扣式	14	莲花式
4	上举祈祷式	15	坐山式
5	幻椅式	16	坐角式
6	树式	17	束角式
7	三角伸展式	18	面朝下英雄式
8	战士式 II	19	蝗虫式
9	加强前屈伸展式	20	鳄鱼式
10	双角式	21	摊尸式
11	手杖式		

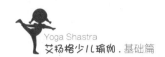
课程四

第一部分：练习坐立预备动作 A ～ H 10 ～ 12 分钟。

第二部分：练习下列瑜伽序列 3 次。

1	山式	13	英雄式
2	手臂上举式	14	莲花式
3	上举手指交扣式	15	坐山式
4	上举祈祷式	16	坐角式
5	幻椅式	17	束角式
6	树式	18	至善式
7	三角伸展式	19	狮子式 I
8	战士式 II	20	面朝下英雄式
9	加强前屈伸展式	21	蝗虫式
10	双角式	22	鳄鱼式
11	手杖式	23	摊尸式
12	盘腿坐		

课程五

第一部分：

1. 练习所有站立预备动作，每个动作练 3 次。

2. 练习坐立预备动作 A ～ H，每个动作练 3 次。

3. 站立体式和坐立体式结合。

第二部分：练习下列瑜伽序列 2 次。

1	山式	6	树式
2	手臂上举式	7	三角伸展式
3	上举手指交扣式	8	战士式 II
4	上举祈祷式	9	手杖式
5	幻椅式	10	盘腿坐

11　英雄式

12　莲花式

13　坐山式

14　坐角式

15　束角式

16　至善式

17　狮子式 I

18　狮子式 II

19　鱼式

20　圣哲玛里奇式 I

21　花环式 II

22　蝗虫式

23　鳄鱼式

24　面朝下英雄式

25　加强前屈伸展式

26　双角式

27　摊尸式

课程六

第一部分：

1.　练习所有跳跃预备动作，每一个动作练 5 次。

2.　练习坐立预备动作 I 和 J，每一个动作练 4 次。

第二部分：练习下列瑜伽序列 3 次。

1　山式

2　手臂上举式

3　上举手指交扣式

4　上举祈祷式

5　幻椅式

6　树式

7　三角伸展式

8　战士式 II

9　鸟王式

10　加强前屈伸展式

11　双角式

12　手杖式

13　盘腿坐

14　英雄式

15　莲花式

16　坐山式

17　坐角式

18　束角式

19　至善式

20　牛面式 - 学习高级体式的腿部动作

21　狮子式 I

22　狮子式 II

23　鱼式

24　圣哲玛里奇式 I

25　花环式 II

26　蝗虫式

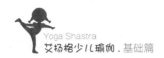

27	鳄鱼式	29	摊尸式
28	面朝下英雄式		

课程七

第一部分： 练习所有预备动作 4 次。

第二部分： 练习下列瑜伽序列 3 次。

1	山式	17	坐山式
2	手臂上举式	18	牛面式
3	上举手指交扣式	19	坐角式
4	上举祈祷式	20	束角式
5	幻椅式	21	狮子式 I
6	树式	22	狮子式 II
7	三角伸展式	23	面朝下英雄式
8	战士式 II	24	圣哲玛里奇式 I
9	鸟王式	25	花环式 II
10	加强前屈伸展式	26	鱼式
11	双角式	27	骆驼式
12	手杖式	28	眼镜蛇式
13	盘腿坐	29	蝗虫式
14	英雄式	30	鳄鱼式
15	至善坐	31	摊尸式
16	莲花式		

课程八

第一部分： 练习所有跳跃预备动作，每一个动作练 4 次。

第二部分： 学习在下列瑜伽体式中保持稳定、平衡。

1	上举手指交扣式	2	树式

3	狮子式 II	14	牛面式
4	三角伸展式	15	圣哲玛里奇式 I
5	战士式 II	16	花环式 II
6	鸟王式	17	骆驼式
7	双角式	18	眼镜蛇式
8	英雄式	19	蝗虫式
9	面朝下英雄式	20	鳄鱼式
10	至善式	21	坐角式
11	莲花式	22	束角式
12	坐山式	23	摊尸式
13	鱼式		

课程九： 瑜伽体式练习

至此，我们已经学完了上编中的所有体式。现在，我们将要把这些体式串联起来。

练习所有站立体式时，先练习右侧，然后再在左侧重复练习。（每个序列练习3次）

1. 山式→手臂上举式 →上举祈祷式 →上举手指交扣式（右手小指可松动）→ 幻椅式 → 树式（右腿向上）→三角伸展式（右侧）→战士式 II（屈左腿）→鸟王式（左侧在右侧上方）→山式 →手臂上举式 →上举祈祷式 →上举手指交扣式（左手小指可松动）→ 幻椅式 → 树式（左腿向上）→三角伸展式（左侧）→战士式 II（屈右腿）→鸟王式（右侧在左侧上方）→山式

2. 手杖式→盘腿坐（先盘右腿）→莲花式（先盘右腿）→坐山式（右手小指可松动）→狮子式 II →鱼式 →束角式 →坐角式 →牛面式（右腿先）

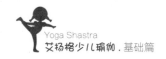
→英雄式 →面朝下英雄式 →狮子式（右腿先）→至善式（右腿先）→圣哲玛里奇式 I（先屈右腿）→花环式 II →骆驼式 →眼镜蛇式 →蝗虫式→鳄鱼式（右手小指可松动）→手杖式。在左侧重复练习此序列。

3. 加强前屈伸展式

4. 双角式

5. 摊尸式

课程十

· 练习瑜伽体式 20 ~ 25 分钟。

· 这里给出了另一种体式的串联方式。在此序列中，不同的体式被串联在了一起。练习以下组合 3 次。

1. 山式 <—> 手杖式

2. 手臂上举式 <—> 花环式 II

3. 上举手指交扣式 <—> 莲花式 <—> 坐山式

4. 上举祈祷式 <—> 盘腿坐

5. 幻椅式 <—> 英雄式

6. 树式 <—> 圣哲玛里奇式 I

7. 三角伸展式（右侧）<—> 坐角式

8. 三角伸展式（左侧）<—> 束角式

9. 战士式 II <—> 至善式

10. 鸟王式 <—> 牛面式

11. 鱼式 <—> 狮子式 II

12. 骆驼式 <—> 狮子式 I

13. 眼镜蛇式 <—> 蝗虫式

14. 鳄鱼式 <—> 面朝下英雄式

15. 加强前屈伸展式

16. 双角式

17.摊尸式

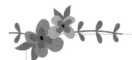

计划练习

·阅读并学习本编的第一、第二部分,完成练习册。

·制作一个瑜伽练习者的法则表。

·做 10 ~ 20 分钟陈述,以简要介绍瑜伽开始,然后说出瑜伽体式的名称以及涵义。

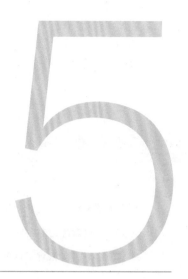

第五部分

练习册

练习册（一）

填空

1. 帕坦伽利带给我们 _____ ，让我们的心灵平静；带给我们 _____ ，让语言得到净化；带给我们 _____ ，让身体趋向完美。

2. 帕坦伽利的上半身是 _____ 形，下半身是蛇形。

3. 帕坦伽利手持 _____ ， _____ 和 _____ 。

4. 帕坦伽利是 _____ 转世。

5. _____ 是伟大的蛇王，他的身体是 _____ 之座。

6. 帕坦伽利因他渊博的学识和 _____ 闻名于世。

7. 帕坦伽利写了关于 _____ ， _____ 和 _____ 的书籍。

8. 瑜伽的意思是 _____ 。

9. 瑜伽有 _____ 支。

10. _____ 是社会和道德戒律。

11. _____ 是一种自律。

12. 非暴力（ahimsa）需要遵循的三原则是 _____ ，_____ 和 _____ 。

13. 为了做到真实（satya）我们必须 _____ ，_____ 。

14. 为了做到不偷盗（asteya）我们必须 _____ ，_____ 。

15. 自律（brahmacharya）是 _____ 。

16. 不贪（aparigraha）告诉我们 _____ 。

17. 我们的身体像 _____ 。

18. 我们可以通过 _____ 保持身体的洁净。

19. 我们不应吃 _____ 食物。

20. 一个体式必须要 _____ 和 _____ 。

21. 在山式中，你的手臂，手掌和手指 _____ 伸展。

22. 在手臂上举式中，手臂上举的同时双腿保持 _____ 。

23. 幻椅式就像是 _____ 。

24. 在树式中，你学习像树一样 _____ ，但又不像树那样 _____ 。

25. 鸟王是 _____ ，_____ 和 _____ 的象征。

26. 在手杖式中，脚跟和脚趾保持 _____ 。

27. 在手杖式中，双腿和手肘 _____ 。

28. 在手杖式中，躯干形成 _____ ，双腿形成 _____ 。

29. swastika 的意思是 _____ 。

30. 保持手掌贴在膝盖上，掌心向上面朝天花板。大拇指和食指合拢。这叫做 _____（智慧手印 / 祈祷手印）。

31. 至善式的意思是一个 _____ 体式。

32. 荷花是 _____ 的象征。

33. 荷花是 _____ 的住所。

34. 在坐山式中，你坐在 _____ 。

35. 在坐山式中，你像在 _____ 式中那样伸展手臂。

36. 牛面式的双腿姿势像 _____ 式中的双腿姿势。

37. 在束角式中，你的大腿 _____ 。

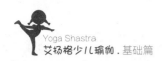
38. 在束角式中，你抓住 _____ 。

39. simha 的意思是 _____ 。

40. _____ 是献给那罗希摩神的。

41. 为了做狮子式 Ⅱ，你要坐在 _____ 。

42. 当身体 _____ 时，_____ 就叫作 paschima pratan sthiti。

43. 你可以从 _____ 式或手杖式进入花环式。

44. _____ 是毗湿奴神的第一个化身。

45. 鳄鱼式是 _____ 的变体。

46. 在摊尸式中，你要保持 _____ ，就像 _____ 。

47. 摊尸式给身体和头脑带来 _____ 和 _____ 。

回答以下问题

1. 禁制（yama）教导我们什么？

2. 劝制（niyama）教导我们什么？

3. 禁制（yama）包含哪些内容？写出它们的名字和含义。

4. 劝制（niyama）包含哪些内容？写出它们的名字和含义。

5. 写 5 句和净化（shaucha）有关的话。

下面的话是谁对谁说的

1. "主啊，当你舞蹈的时候，你沉重如山。现在，你又变得如此轻盈。这种变化的原因是什么？"

2. "你必须等待。湿婆神将降大任于你。为了完成他的任务，你必须投胎在世为人。之后，你将有机会学习神舞。"

回答下列问题

1. 山式中你的双腿是并拢的。（对 / 错）

2. 山式中你的膝盖是（直 / 弯）的。

3. samasthiti 的另一个名字是什么？

4. 你从上举手指交扣式中学到了什么？

5. 上举手指交扣式和手臂上举式的区别是什么？

6. 为了进入幻椅式，你要练习哪些体式？

7. 幻椅式中你的双腿是（直 / 弯）的。

8. 为什么树式要叫作"树式"呢？

9. 我们可以从一棵树上学到什么？

10.在三角伸展式中，你可以找到多少个三角形？

11.谁是湿婆创造的英雄战士？

12.战士式 II 教了你什么？

13.战士式 II 中，双腿的位置是怎样的？

14.解释战士式 II 中头的位置。

15.战士式有多少个变式？

16.练习鸟王式的过程中，你学到了什么？

17.在鸟王式中，如果你用右腿来站立，那么这时手的位置是怎样的？

18.加强前屈伸展式和双角式之间的区别是什么？

19.在手杖式中，你如何保持你的脊椎？

20.在手杖式中，你如何保持你的双腿？

21.在手杖式中，你如何保持你的胸腔？

22.盘腿坐中双腿是如何定位的？

23.用 4 ~ 5 句话说说盘腿坐的重要性。

24.英雄式给你带来了什么？

25.圣哲真喜获得了哪种神力？

26.padma 是什么意思？

27.莲花式的别名是什么？

28.描述莲花的品质。

29.从莲花式中你学到了什么？

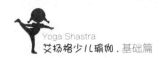
30. 说说坐山式的意义和重要性。

31. 描述牛面式的重要性。

32. 解释坐角式的含义。

33. baddha konasana 是什么意思?

34. 谁坐在束角式中?

35. 在 adho mukha virasana 中，你的脸是向上的。（对 / 错）

36. 为什么圣哲玛里奇式要如此命名呢?

37. 玛里奇是谁?

38. 圣哲玛里奇式 I 中，双腿的姿势是怎样的?

39. 说说 malasana 的含义。

40. 有多少种花环式?

41. 鱼式是献给谁的? 为什么?

42. 做鱼式时，你坐在莲花式 / 英雄式中?

43. 说说骆驼式的重要性。

44. 骆驼式中，脊柱是（直 / 凹曲）的?

45. 蛇是我们的朋友。（对 / 错）

46. 为什么眼镜蛇式是向蛇致敬?

47. 鳄鱼式和蝗虫式的区别是什么?

48. 摊尸式中，手臂和腿要保持稳固。（对 / 错）

49. 摊尸式中，双眼（开 / 合）。

50. 哪个体式要做手指交扣手印（baddhanguli mudra）?

连线

在树式中，

根基	伸直腿
树干	合掌
树枝	直立腿的脚
树冠	屈腿

在狮子式 Ⅱ 中，

舌头	交叉
嘴巴	眉毛
双眼	打开
双腿	向外

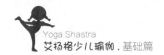
练习册（二）

将 A 列和 B 列中的单词连线匹配

	A	B
1	ahimsa	自律
2	satya	不贪婪
3	asteya	非暴力
4	brahmacharya	真实
5	aparigraha	不偷盗

	A	B
1	shaucha	自我研习
2	santosha	乐于奉献
3	tapas	满足
4	svadhyaya	苦行
5	ishvara pranidhana	净化

	A	B
1	ushtrasana	莲花式
2	virasana	眼镜蛇式
3	vrikshasana	英雄式
4	utthita Trikonasana	骆驼式
5	garudasana	战士式
6	parvatasana	鱼式
7	padmasana	树式
8	matsyasana	幻椅式
9	virabhadrasana	三角伸展式
10	simhasana	山式
11	bhujangasana	鸟王式
12	utkatasana	狮子式

选择正确的词填空

sahasra, pranamami, shankha-chakrasi

Abahu purushakaram, _____ dharinam; _____ shirasam

shvetam _____ Patanjalim

以下话语顺序错乱了，请理顺

Vacham cittasya padena yogena

Sharirsya cha malam vaidyakena

下列句子是否正确

1. 瑜伽教导我们要吃干净的食物。

2. 体式改善我们的健康。

3. 瑜伽教导我们如何正确地生活。

4. 苦行（tapas）是一种为了实现人生目标，无论何时何地都会付出奋不顾身的努力。

5. 即使我们很愤怒，我们也不能动手打人，但我们可以通过刺耳的言语表达愤怒。

6. 帕坦伽利是半蛇半人之身。

7. 瑜伽不教人自律。

8. 瑜伽士不需要敬奉上帝。

9. 练习瑜伽就像是向上帝祈祷。

10. 如果没有自律，我们的思想和行为就不可能是纯粹的。

11. 瑜伽教导我们，只有通过不满，我们才能在生命中精进。

12. 知足是一个使人进步的过程，它把贪婪和自私的心态调教得学会满足。

13. 帕坦伽利也是一位语法学家。

14. 非暴力（ahimsa）教导我们要有善思，善言和善行。

15. 我们不能有害人之心，也不能做害人之事。

16. Gaunikaputra 是帕坦伽利的名字。

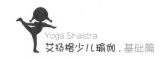
一句话作答

1. 莫汉偷了玛丽的一支铅笔。他违反了什么戒律?

2. 祖母把钱包里的最后一卢比给了阿卜杜勒,阿卜杜勒要去集会上买糖果和礼物。但最后,他给祖母买了一把钳子,这样她做薄煎饼的时候就不会烫伤手了。阿卜杜勒这么做的时候遵守了哪条瑜伽戒律?

3. 帕坦伽利是哪位神的化身?

4. 帕坦伽利的名字是什么意思?

5. 帕坦伽利写了哪些书?

6. 《帕坦伽利瑜伽经》有多少章?

7. aparigraha 是什么意思?

阅读下列故事

在下面的故事中,人物遵守或者违背了禁制和劝制中的哪几条?

故事一

在古印度,有一个年轻小伙住在森林里,他是个强盗。遇到旅行者穿越森林时,他会抢劫他们的财物。到了晚上,他回到他心爱的妻子和孩子身边,把他所有的战利品分享给他们。

有一天,他拦截了一位穿越森林的圣人。圣人说,他没有任何钱财。然后他问小伙子为什么要选择用暴力来过活。年轻人回答说,这是人在森林中生存的唯一途径。"你做这一切是为了谁呢?"圣人问道。"为了我的妻儿。"强盗回答。"那么你的妻儿也分享你的悲伤和惩罚吗?"圣人问。

这些问题让强盗深感不安,回到家里,他问他的亲人。"我们没什么感觉。"他们说。黯然神伤,强盗又回到了圣人那里,请求圣人为其指引一条生活的明路。

据说,这个年轻的强盗被深深地感动了,他在树下安坐,岿然不动。多年来,他自我研习,冥想。他成为神的皈依者。因此,他脱胎换骨,成为伟大的圣人。因为开悟,他写出了史诗《罗摩衍那》。

故事二

这个故事发生在印度古吉拉特邦，这是圣哲之乡，故事的主人公是一个小男孩。

有一天，学校的督察来学校参观视察，校长告诫学生要懂规矩。督察进入教室时，校长注意到拉胡尔的笔记本上有拼写错误。他急忙示意拉胡尔，让他偷看同桌的本子并在督察发现之前改正自己的错误。

然而，拉胡尔拒绝这样做，因此在视察结束后他被校长训斥了一番。当老师要求他解释时，拉胡尔说，照抄同桌的本子就是作弊欺骗，他的父亲曾教导他要诚实。因此，他认为抄同桌的本子是不对的。

故事三

你可能听说过圣人纳拉达，他是毗湿奴神的信徒。有一天他问毗湿奴神谁是他最大的弟子。他期待毗湿奴神说，没有人能超越纳拉达对神的敬奉。然而毗湿奴神却指着一个贫穷的农民说，他才是世上最大的弟子。

纳拉达疑惑不解。这怎么可能！毗湿奴神接着让纳拉达点亮一盏灯，然后举着灯绕地球旅行，既不能让灯漏下一滴油，也不能让灯熄灭。

纳拉达小心翼翼地出发了。当他回到出发地时，他倍感骄傲得意。毗湿奴神问他："当你在履行职责的时候，有多少次你想起了我并祈祷？"纳拉达没有回答。哪里有时间祈祷呢？他全神贯注在灯上。然后他明白了。贫苦的农民虽然每日艰辛劳作、专心工作，仍然每天祈祷两次。他才是真正最伟大的敬奉者。

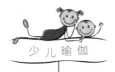

少儿瑜伽

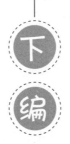

下编

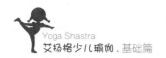
引言 INTRODUCTION

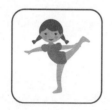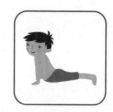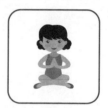

瑜伽是古印度的艺术与科学，它与人的身心息息相关。从文明之始到现在，人们一直在练习瑜伽。瑜伽的学习是没有国界、年龄、性别和阶级限制的。男孩和女孩、男人和女人、年轻人和老人、健康的人和生病的人都能练习瑜伽。它能融入任何人的生活中，不管是运动员、舞者、音乐家、艺术家还是科学家。

对青少年和儿童而言，瑜伽大有裨益，也尤为重要。如果能习练瑜伽，你们会变得更聪明，瑜伽的习练会让你们茁壮成长，使你们一辈子保持健康。

瑜伽意味着和合，它是人类和真我的和合。它从身心的联合开始，再是心与智慧、智慧与意识（chitta）、意识与真我的联合。

瑜伽就像有八级阶梯的梯子一样。这八级分别是禁制（yama，社会规范），劝制（niyama，个人准则）；体式（asana，身体戒律）；调息（pranayama，有节律的呼吸）；制感（pratyahara，控制感官和心灵）；专注（dharana，集中注意力）；冥想（dhyana，吸收）；三摩地（samadhi，和宇宙合而为一）。

瑜伽的第一分支——禁制，指引我们要约束自己的行为。

第二分支——劝制，指引我们去做对生命有意义和美好的事情。

第三分支——体式，让我们了解自己的身体并且知道如何运用它来做正事。

第四分支——调息，引导能量来滋养我们身体的每个部分，使我们过上圣洁的生活。

第五分支——制感，熏陶心灵和修身养性。有助于我们善用生命，这不仅对个人有益，也有利于家庭、邻里、朋友以及社会。

专注和冥想是瑜伽的第六分支和第七分支，帮助我们理解生活的意义，引导我们过上有价值的生活。它们也给予我们力量和忍耐力，以平静和平衡的心态去面对生活中的困难。

三摩地是第八分支也是最后一个分支，帮助我们认识"我是谁"以及"我是什么"，并且告诉我们知道答案后该如何行动。

身体就像一个王国或者一个国家，里面有一位国王或者总统、一位首相、总司令若干、一些士兵以及行政官员等。身体里的真我就是国王或者总统，智慧是首相，心灵是总司令，感官知觉（jnanendriya）是行政官员，行动器官（karmendriya）就像士兵一样守卫这个王国——身体。这些管理者能严格地看守和保护身体以及这个国家和国王——真我。

练习瑜伽八支能训练我们的行动器官、感官知觉、心灵和智慧，让真我毫无畏惧地去统治这个国度，因此身体就不会被敌人（病痛）吞并。

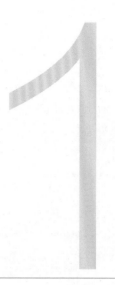

第一部分

瑜伽的科学

第 1 课　瑜伽的发现

　　在宇宙形成之前，创世神独自一人。他构想着要创造一个宇宙作为游乐场，还要创造一些玩具作为玩伴，然后便开始了他的创造。于是天空形成了，空气开始流动，星星开始在天空闪烁，太阳、星球（包括地球）开始一个接着一个

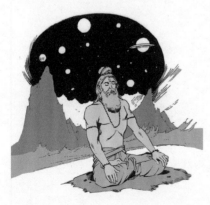

出现。地球充满了水，山开始形成。因太阳的热量，水开始蒸发，云形成了。然后开始下雨了，积聚成湖泊。接着河流开始流动，各式各样的植物和树木开始生长。

　　他还创造了种类繁多的生物，例如水生动物、两栖动物、昆虫、爬行动物、鸟类和人类。他在宇宙中放入了各种类型的生物，开始玩起了捉迷藏的游戏。

有些人能找到他。他们给了他很多称呼，例如梵天（Brahma）、阿曼特（Atman）、金胎（Hiranyagarbha）、自在天（Ishvara）、奥姆（Aum）、真主阿拉（Allah）或者耶和华（Jehovah）。这些找到他的人通常被人们称为圣人或者哲人，是他们发现了瑜伽的科学。

瑜伽意味着人和真我的合二为一。

他们发现金胎（Hiranyagarbha）是第一个提出瑜伽的人。他是所有生物、非生物和知识的起源。

这些圣人把瑜伽的原理传授给了人类。我们发现这些原理都散布于《吠陀经》（Vedas）和《奥义书》（Upanishads）之中。

两千三百多年前，圣哲帕坦伽利（Patanjali）收集了所有分散的瑜伽原理，将它们系统地进行了整理和编纂后，总结了一种以经文（Sutra-s）形式来学习这门科学的方法。他以经文的形式将瑜伽科学纳入一个体系。这本经书被称为《帕坦伽利瑜伽经》（Patanjali Yoga Sutra）。

真知（darshana）是一面镜子。作为一面反映客体的镜子，瑜伽反映了人的身体、头脑、智慧和真我。

根据印度的传统，有六种艺术是身心发展所不可或缺的。这六种艺术的训练是人格健全的关键。它们分别是 yogika（瑜伽）、mallika（体育运动）、dhanushya vidya（箭术或者军事训练）、natya（舞蹈和戏剧）、sangitika（音乐）和 vyavaharika（经济学）瑜伽是所有这些艺术的基础。

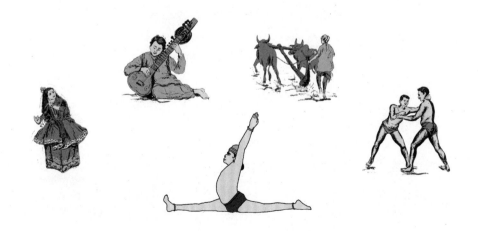

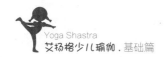

第2课　瑜伽修行（yoga sadhana）
——八支瑜伽

　　"sadhana"的意思是"练习、修行"。修行（sadhana）是一种动态的、巧妙的努力。它相当于实现生活目标的支撑或者手段。如果你想成为好的表演者或者舞者，你需要规律地练习；如果你想在考试中取得好成绩，你必须努力学习；同样的道理，如果你想练好瑜伽，你必须专注而又有意识地去练习瑜伽。

　　瑜伽的练习（瑜伽修行，yoga sadhana）必须以热情、信任、自信、尊敬、忠诚和奉献完成。圣哲帕坦伽利在《瑜伽经》（*Yoga Sutra*）中阐述过，八支瑜伽是一种系统化的渐进练习法。八支瑜伽是生活的中心，我们的生活绕着这个中心旋转。它由八个（ashta）方面或者分支（anga）组成，如下表所示。

　　"ashta"的意思是"八"；"anga"的意思是"方面、部分或者分支"。
八支分别是：

　　1）禁制（yama）：宇宙的道德戒律、社会规范

　　2）劝制（niyama）：个人准则

　　3）体式（asana）：身体不同姿势的完善

　　4）调息（pranayama）：有节律的呼吸

　　5）制感（pratyahara）：控制心灵和感官

　　6）专注（dharana）：集中注意

　　7）冥想（dhyana）：冥想，吸收

　　8）三摩地（samadhi）：和宇宙合二为一。"sama"的意思是"均匀

度"；"dhi"的意思是"智慧（buddhi）"。"samadhi"的意思是"将智慧均匀地放到身体的各个部分"，就是让精神的河流均匀地在全身流淌。

瑜伽大师 B. K. S. 艾扬格（B. K. S. Iyengar）说："这八支就如同一朵花的花瓣。这些花瓣共同形成了瑜伽之花。"

就像阳光与七色光是相同的，那些制成衣服的线与衣服本身是同样的一样，八支瑜伽的八个分支是你中有我、我中有你，难以分割的。

太阳光在我们看来是白色的，但实际上是由彩虹的七种色彩汇聚而成的。类似地，瑜伽被分为上述八个部分。前七个分支汇成三摩地——自身和灵魂的圣洁之光。

衣服是由线编制而成的。在一件衣服里面，这些线盘根错节难以分开，同样地，八支瑜伽的八个分支也是密不可分的。它们如同衣服的线一般混合在一起，彼此相互依赖。

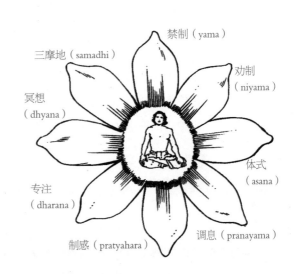

禁制（yama）

三摩地（samadhi）

劝制（niyama）

冥想（dhyana）

专注（dharana）

体式（asana）

制感（pratyahara）

调息（pranayama）

练习瑜伽的好处

练习八支瑜伽可以规训我们，进而去除我们身体和心灵的杂质。所以，它是身体和心灵的清洁剂和净化器。智性学会区别好与坏，正与误。这会使得人变得睿智。

因此，练习瑜伽的好处有纯净身心，明辨知识和获取智慧。

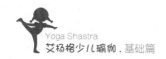
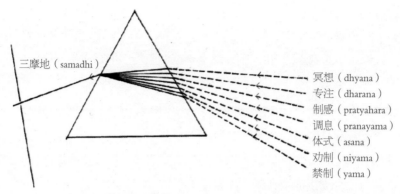

三摩地（samadhi）

冥想（dhyana）
专注（dharana）
制感（pratyahara）
调息（pranayama）
体式（asana）
劝制（niyama）
禁制（yama）

瑜伽的前七个分支汇合而成它的第八个分支——三摩地。

纯净

它让身体保持干净，能引导我们适时、适量地吃适合的食物。

它让心灵保持干净并且帮助我们高尚的思想品德和行为。

它让我们保持心灵干净和纯净。

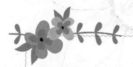

注意

·饮食过度，吃垃圾食品或陈腐的食物会毁掉我们的健康。

·长时间看电视会污染我们的心灵。

·说谎、欺骗或者心怀嫉妒会污染我们的心灵。

智慧

一个聪明的人会做他应做之事，避免做他不该做的事情。练习八支瑜伽能纯化我们，使智慧之火花在我们身上发出绚丽的光芒。

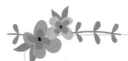

TIPS

·尽可能毫无遗漏地干好你职责范围内的事情。

·聪明的小孩会学习、认真做作业、遵从长者。

辨别力

辨别力就是一种与生俱来的，知道什么该做、什么不该做的能力。聪明的人都知道，它可以培养一种正确判断的意识——什么是好、什么是坏，以及什么是正确的、什么是错误的。

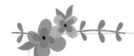

注意

切勿：

·在考试中抄袭

·不服从你的老师或者父母

·破坏公民守则

·忽视你的健康

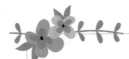

TIPS

瑜伽练习的作用是清除掉你身体和心灵的杂质。

所以，练习瑜伽能让你：

·感觉到身体的纯净

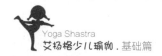
·心灵纯洁

·有意识和智慧

·学会分辨好坏

·学会分辨正误

因此，练习瑜伽会给你带来智慧，让你知道身体是天赐的礼物。练习瑜伽是你能在生活中成就一番事业的唯一资本。

第3课　瑜伽之树（yoga vriksha）

·

　　"vriksha"的意思是"一棵树"。让我们来了解一下为何把八支瑜伽比作一棵树。当你看见一棵树，你可以看见它的根部、树干、树枝、树叶、树皮、树液、花朵和果实。是否很惊奇树和八支瑜伽一样有八个部分？大树只有在生长健康的情况下才能开花和结果。大树的每一个部分都在构成树的过程中扮演着不同角色，并且树的每一部分都很重要，任何单一部分都不能构成一棵树。这和瑜伽是一样的道理。

　　农民通过建造堤岸来湿润土地，然后耕地、除草、播种、灌溉、施肥，并小心地照料它们，直到享受丰收的时刻。瑜伽也是这样的。

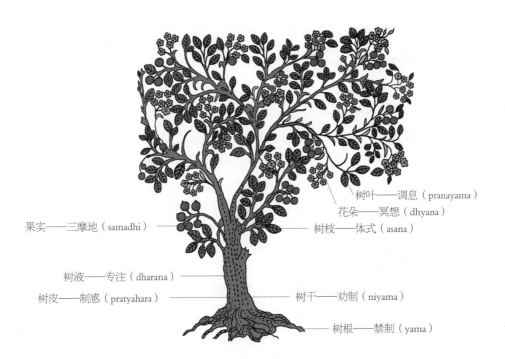

树叶——调息（pranayama）

花朵——冥想（dhyana）

果实——三摩地（samadhi）

树枝——体式（asana）

树液——专注（dharana）

树皮——制感（pratyahara）

树干——劝制（niyama）

树根——禁制（yama）

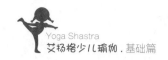
接下来看看树的不同部分是如何同瑜伽的分支联系起来的：

树根 = 禁制（yama）

树干 = 劝制（niyama）

树枝 = 体式（asana）

树叶 = 调息（pranayama）

树皮 = 制感（pratyahara）

树液 = 专注（dharana）

花朵 = 冥想（dhyana）

果实 = 三摩地（samadhi）

因此，瑜伽的分支也被称为瑜伽之树。

瑜伽之树的作用

禁制（yama）： 禁制代表树的根部。树的根部是大树健康生长的坚实基础。同样地，禁制是瑜伽练习的基础。禁制的原则必须渗透到人的心灵深处，就如同树的根部只有深深扎入泥土里才能让树结实地生长一样。

劝制（niyama）： 劝制代表树干，它在瑜伽练习中担当柱子的作用。它支撑起整个瑜伽之树。如同树干牢牢地支撑树的成长一样，劝制有助于人们深入地练习瑜伽。

体式（asana）： 就像从树干生出来，向四面八方生长的枝条一样，各种各样的瑜伽体式就是身体各部分的分支，它们造型各异，与心灵紧密联系。能够支持瑜伽之树的成长。

调息（pranayama）： 树叶进行呼吸，并且给整个大树输入能量。调息能够为全身生产以及输送能量。

制感（pratyahara）： 作为保护树枝的树皮，制感能够防止能量消散或流失。

专注（dharana）： 代表的是树液。树液通过覆盖树枝和运输能量到根部，使大树远离虫害从而保护它们，专注能够保护心灵远离外界事物的诱惑，从而使心灵靠近真我。

冥想（dhyana）：冥想如同芬芳的花朵。就像花朵孕育着果实一样，冥想也是这样。它给人们带来了成熟的智慧，使人们在生活的艺术中变得更加聪明。

三摩地（samadhi）：它如同成熟的果实一般承载着整个瑜伽之树的精华，当人们食用果实时会感到十分享受。

三摩地带领人们去品味瑜伽的精髓，它不被沾染而又不偏不倚。

体验三摩地如同品尝一种水果——例如杧果。瑜伽的果实是一种幸福、快乐、纯粹的极乐状态，这种状态只能体验而无法用言语解释。你能解释杧果的滋味吗？

这就是瑜伽之树和一棵树的相似之处。

第二部分

瑜伽的分支

第1课 禁制（yama）和劝制（niyama）的作用

在本书上编中，我们学习了五种禁制，分别是：ahimsa（非暴力）、satya（真实）、asteya（不偷盗）、brahmacharya（自律）、aparigraha（不贪），以及五种劝制，分别是 shaucha（净化）、santosha（满足）、tapas（苦行）、svadhyaya（自我研习）和 ishvara pranidhana（乐于奉献）。圣哲帕坦伽利明确说过无论在何时、何种境况下，这五种禁制和五种劝制都是瑜伽从业者的伟大誓言。作为学习瑜伽的学生，我们应该尽我们最大的能力去遵循这些禁制以及劝制的原则。

禁制（yama）

ahimsa（非暴力）： 我们必须从思想、谈吐、行为中培养非暴力。我们必须温和友好地对待我们的家人、朋友、邻居和周围的所有生物。当一个人立下誓言来实践非暴力的时候，他周围的所有人也必将追随非暴力。据说，在瑜伽士、圣哲隐居的地方，就连狮子、老虎这样凶猛的动物也会和它们天生的猎物，例如人类或者牛和平相处。

satya（真实）： 竭尽所能坚持真理的道路。对待父母、朋友、老师和自己要诚实。当一个人立下誓言来实践真理的时候，他所说的都会发生。心怀感恩就能求得祝福与护佑。

asteya（不偷盗）： 我们永远不能未经别人允许就拿走属于别人的东西。当一个人立下誓言来实践不偷盗的时候，无须刻意寻求，珍贵的珠宝和财富就会降临到他身上。

你知道卡玛德亨努（Kamadhenu）的故事吗？卡玛德亨努是一头天上的神牛，它和圣者瓦西斯塔（Vasishta）居住在一起。有一天，国王维希瓦密特罗（Vishwamitra）在去战场的途中，停下来在圣者瓦西斯塔的隐修处歇息。圣者让卡玛德亨努犒劳国王和他的军队。卡玛德亨努欣然担起照顾客人的责任。

国王对卡玛德亨努的服侍感到震惊，以至于他忘记了战争，想要把卡玛德亨努占为己有。作为国王，维希瓦密特罗宣布他要这头神牛。圣者瓦西斯塔说如果卡玛德亨努愿意追随他的话，他没有异议。但是卡玛德亨努拒绝了。于是国王想要把它偷过来，但是失败了。所以他发动了一场对圣者瓦西斯塔的战争。圣者瓦西斯塔让卡玛德亨努变出一群士兵来保卫他们。卡玛德亨努打败了维希瓦密特罗，又和征服了偷盗（steya）的圣者瓦西斯塔生活在一起了。

brahmacharya（自律）： 所有的美德和功绩都来自节制的实践。如果我们想要在我们追求的领域里变得优秀，就必须要有节制。这个品质会使我们专注于我们的目标。当一个瑜伽修行者以伟大的誓言来实践自律的时候，他便能获得巨大的能量。哈奴曼（Hanuman）和毗湿摩（Bhishma）完全遵循自律。哈奴曼是罗摩（Rama）大神的忠实追随者，他一步就能跃过大海。为了寻找一种草药（Sanjeevani）来为拉斯曼（Lakshmana）治病，他举起了喜马

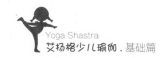
拉雅山脉（Himalayas）中的一整座山。他还是一位伟大的音乐家、语法学家和瑜伽修行者。他的思想、语言和行动极为清晰。他的这些才能都得益于他的节制。

aparigraha（不贪）：我们绝不能贪婪。贪婪会阻碍我们辨别正误。立下伟大誓言来实践不贪的人，不仅能获得历史的知识，还能汲取未来的知识。圣哲们正是借此来知晓前世的。

劝制（niyama）

shaucha（净化）：科学教给我们身体卫生的重要性；瑜伽教给我们身体和心灵卫生的重要性。心灵的卫生对于心理健康和精神健康是很有必要的。瑜伽修行者从不会得传染性疾病，因为他们的身心纯净。

santosha（满足）：瑜伽练习教我们学会满足。不满会让人心烦意乱。就算失败了，我们也不能烦乱，更不能对成功的人心怀厌恶。相反，我们要用平静的心态去面对失败，争取下一次做得更好。

所有伟大的瑜伽修行者都是知足的圣人。他们知足常乐，不为口腹饥渴困扰。许多圣哲例如图卡拉姆（Tukaram）和杰纳尼西瓦拉（Jnaneshwara），都过着知足的生活，尽管生活中有种种困苦，但他们依旧快乐。

tapas（苦行）：我们必须充满热情和活力地去履行我们的职责。决心和戒律是苦行的关键成分。苦行就是我们努力追寻成功的所在。它可以根除身体、感官和心灵的杂质，帮助我们实现理想。

陀鲁婆（Dhruva）的故事我们在上编中提到过。他下定决心要找到天神，于是通过纯粹的苦行获得了那罗延天（Narayana）大神的祝福。

svadhyaya（自我研习）：作为学生，学习是我们的天职。我们不能忽视我们的学习。我们要好问，并且要弄懂所学的东西。我们还要专注于所学。自学是一种能让人辨别行为正误的方法。

当一个人立下誓言来践行自我研习的时候，他会获得远见卓识。普拉拉达（Prahlada）通过自学领会到毗湿奴（Vishnu）的无所不在。

ishvara pranidhana（乐于奉献）：我们敬重伟大的人。我们的母亲、父亲、老师不断地给予我们爱、关心以及知识。为了让我们在喜欢的事情上有所作为，他们牺牲了许多。我们必须要敬重他们。自助者天助。圣人图卡拉姆（Tukaram）是维陀拿（Vitthala）大神的忠实追随者。大神完全相信他，因而亲自带他升入天堂。

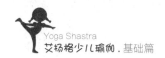

第2课 体式（asana）

"身体谓吾之庙宇，体式谓吾之祈祷。" —— B. K. S. 艾扬格

体式（asana）是瑜伽的第三分支。瑜伽体式与我们的身体、感官、心灵、智慧、意识和真我相关。练习瑜伽体式会给我们带来身体的平衡、心灵的平静以及身心的愉悦，让我们间接地遵循禁制和劝制。

瑜伽体式（asana）的定义

瑜伽体式（asana）是指通过对身体的掌控将身体摆到正确的位置，并且舒适放松地保持这个姿势。

瑜伽体式（asana）是一种在某一姿势中保持稳定的状态，也可以理解为"一个座位"。之所以被称为"瑜伽体式"是因为无论是在依靠脚站立、头倒立还是身体的其他部位支撑时，我们都要在每一个姿势中稳稳地坐着、站着、倒立着，并且要在心平气和的状态下完成体式。

圣哲发现了瑜伽体式

古代圣哲发现了瑜伽体式。这些体式的数量相当于 8 400 000 种生物和非生物。他们意识到人可以控制自己的身体并将身体塑造成万物，且表现为瑜伽体式。他们发现这些瑜伽体式类似于装饰寺庙中神明的装饰物。就像人们绕行寺庙（pradakshina）那样，体式就是用忠诚和奉献绕行真我的方式。

瑜伽体式是如何命名的

瑜伽修习者擅长研习生物和非生物（例如山）的品性。他们会把山的形象印记在心中，学会如山般保持平稳。他们用思考的力量来理解运动和静止之物的形状、特性、行为和动作。

通过这种研习，他们将自己的身体进行塑造，以便能学习万物的形态，再将这些造型一一命名。他们将万物的情态引入自己体内，以此来发现每一种存在的价值。

通过练习这些体式，他们明白体式名称源于万物的本质。

比如，他们把身体变得像山一样巍峨，就感受到了高和坚定这两种特性。因此将这种体式命名为山式（tadasana，"tada"的意思是"山"）。通过对每一个瑜伽体式进行练习和研究，他们给予每个体式意义深远的名字。

他们模仿树的形状，从中体会到坚固的感觉。大树为在树底下休息、睡觉的人遮阴。我们必须学习大树的这些品质，去帮助每一个需要帮助的人。因此，他们将这种体式命名为树式（vrikshasana）。

他们模仿莲花的形状并且将这种体式命名为莲花式（padmasana）。

以昆虫命名的体式：瑜伽修习者模仿昆虫的形状，如蝗虫和萤火虫创造了蝗虫式（shalabhasana）和萤火虫式（tittibhasana）。

以水生动物命名的体式：瑜伽修习者模仿水生动物，如鱼创造了鱼式（matsyasana）；模仿两栖动物如乌龟创造了龟式（kurmasana）；模仿爬行动物如鳄鱼创造了鳄鱼式（makarasana）。

以鸟类和动物命名的体式：类似地，他们发现了像鸟一样的体式，如鹤式（bakasana）、天鹅式（hamsasana），以及像其他动物的体式，如下犬式（adho mukha svanasana）、骆驼式（ustrasana）和眼镜蛇式（bhujangasana）。

献给英雄和神明的体式：有些体式是献给英雄的，比如献给维拉巴德纳（Virabhadra）和哈奴曼（Hanumana）的体式。舞王式（natarajasana）是献给湿婆（Shiva）神的，因为这是他在跳宇宙毁灭之舞（Tandava Nriya）的舞姿。

以几何图形命名的体式：有些体式的灵感来自几何图形，如三角式（trikonasana）和环式（mandalasana）。还有一个以月亮命名的体式——半月式（ardha chandrasana）。

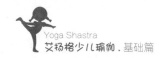

献给圣哲的体式：有些体式是献给圣哲的，分别是巴拉瓦伽式（bharad-vajasana）、圣哲玛里奇式（marichyasana）、侧板式（vashishthasana，Vasistha 是婆吒的名字）、圣哲涡摩提婆式（vamadevasana）、毗奢蜜多罗式（vishvamitrasana）、圣哲康迪亚式（koundinyasana）等。

练习各式各样的瑜伽体式时，他们意识到上帝存在于万事万物之中，因此，他们认为从最小的事物到完美的圣哲，全宇宙的本质是一样的，因为上帝无处不在。

依据身体姿态分类的瑜伽体式

站立体式（uttishttha sthiti）

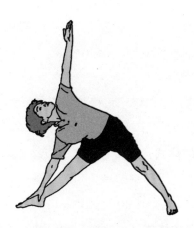

三角伸展式（utthita trikonasana）

坐立体式（upavistha sthiti）

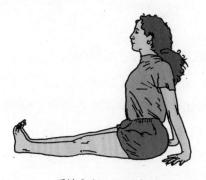

手杖式（dandasana）

倒立体式（viparita sthiti）

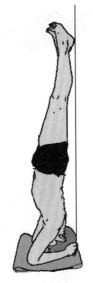

头倒立（shirshasana）

前伸展体式（paschima pratana sthiti）

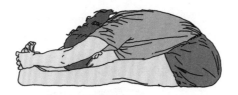

加强背部伸展式（paschimottanasana）

仰卧体式（supta sthiti）

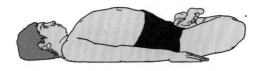

鱼式（matsyasana）

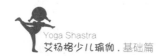

俯卧体式（adho mukha sthiti）

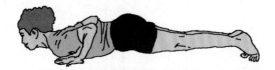

四肢支撑式（chaturanga dandasana）

侧伸展体式（parivritta sthiti）

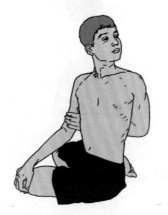

巴拉瓦伽式（bharadvajasana）

后弯体式（purva pratana sthiti）

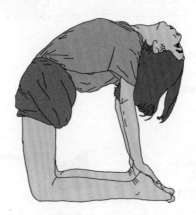

骆驼式（ushtrasana）

腹部体式（udarakunchana sthiti）

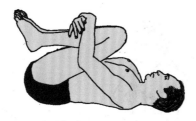

双腿膝到胸式（supta pavanamuktasana）

手臂平衡式（bhujatolasana sthiti）

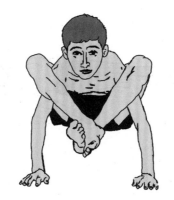

腿交叉双臂支撑式（bhujapidasana）

手脚伸展式（chalanavalana sthiti）

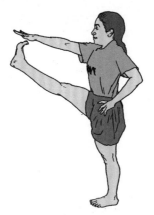

举手抓趾式（utthita hasta padangushtasana）

155

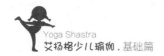
盘绕体式（grathana sthiti）

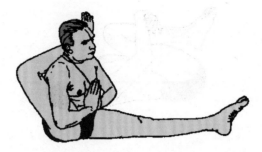

单腿绕头式（eka pada shirshasana）

修复体式（vishranta karaka sthiti）

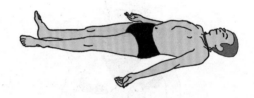

摊尸式（shavasana）

如何做体式

做瑜伽体式需要技巧。技巧意味着在不同的体式中，你都能够将肢体、肌肉、器官准确和精确地顺位。合适地摆放器官的意思是，在做体式时，我们需要在每一块肌肉、每一个关节和器官之间营造空间。

体式的作用

- 增强体魄和保持健康
- 净化身体和心灵
- 预防和治疗疾病
- 增强注意力
- 提亮肤色、美容养颜
- 使身体结实有力和轻盈

· 言语表达清晰

· 使神经放松平静

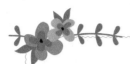

TIPS

· 当学习、阅读或者写作时，就像在体式之中一样，学会将身体摆放到合适的位置，将会让你在工作中保持专注。

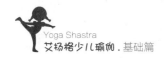
第 3 课 调息（pranayama）

"普拉那（prana）是生命之轮的中心。"—— B. K. S. 艾扬格

通过体式练习增强对身体的控制之后，现在让我们进入八支瑜伽的下一个分支——调息（pranayama）。

调息（pranayama）由 "prana" 和 "ayama" 两个单词组成；"prana" 的意思是 "生命力、能量、生气、呼吸和活力"，"ayama" 的意思是 "生命力的提高、扩展和延伸"。调息是一种引导呼吸储存能量的方式。

普拉那（prana）是一种遍布整个宇宙的能量。能量，例如热量、光能、磁能、电能和原子能，都是普拉那的形式。

普拉那（prana）的重要性

地球等星球因为普拉那而围绕着太阳转。原子是非生物中最小的微粒。它有三种极小的组成成分，分别是质子、中子和电子。质子和中子在原子核的中心，就如同太阳是太阳系的中心；电子绕着原子核转，就像太阳系的行星绕着太阳转一样。这些都是因为普拉那的作用。

在人身上，普拉那（prana）以呼气、气息、生命、活力、能量和力量的形式存在。

什么是普拉那（prana）

普拉那是能够创造、保护以及毁灭一切事物的能量。

新的细胞每秒不断地诞生，它们因为普拉那而新陈代谢。

普拉那（prana）让人学习新鲜事物，变得富有创造力。普拉那有助于心灵保持优良高尚的品质，例如诚实、非暴力等。

通过普拉那（prana），人们学会培养良好的习惯、拥有正知、正见。因此，普拉那是我们的肢体、感官、代谢功能、情感的运作背后的主要力量，还能提高智性。

在《奥义书》（*Bruhadaranyaka Upanishad*）里面有这样一个故事，从中我们可以看出普拉那的重要性。

从前，身体的各部位如四肢、舌头、眼睛、耳朵、头脑和普拉那（prana）之间有一个争论。它们都夸口说自己是身体存在的关键，争论着说自己才是至高无上的。

经过多番争论，除了互不赞成这点是统一的以外，它们完全不能够达成一致。它们想让至高无上的神明梵天（Brahma）评判谁才是最重要的。梵天建议它们分别离开人体一年，人体本身会决定谁才是最重要的。

根据此建议，四肢首先决定离开人体。人虽然残疾、不能动，但是好好存活了一年。一年后，四肢便回到了人体，然后人就可以动了。

然后轮到舌头离开人体了。人虽然不能讲话了，但是依然可以保持积极活跃。一年之后，舌头回来了。人就重新能讲话了。

然后是眼睛离开了。人虽然瞎了，但是依旧生活了一年。当耳朵离开后，人就聋了，但是能感受到其他的所有事情。当大脑离开人体时，人变得迟钝，但是也活着。

最后，轮到普拉那（prana）离开人体了。普拉那一离开人体，所有的器官和大脑就得跟随普拉那，人也要死了。

然后，他们都请求普拉那（prana）："哦！普拉那，你才是我们中间最重要的。请回来吧，回到人体里！"

当普拉那（prana）回到人体时，器官们都重新获得了自己的功能，变得灵活，并且大脑也开始运作了。所以，它们得出结论，普拉那才是最重要的，并且是支撑它们存在的中坚力量。

圣哲发现普拉那（prana）是我们人体中最重要的功能。他们也发现了普拉

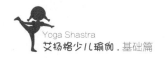
那存在于所有生物的呼吸中。当我们出生时，它就开始运作，直到我们死去。

什么是阿亚马（ayama）

"ayama" 的意思是 "延伸、扩展、延长、伸展或克制"。因此，"pranayama" 就是延伸、扩展以及屏住呼吸，通常人们又把它称为 "调息（pranayama）的科学"。圣哲称之为 "大明（Mahavidya）"，是知识的最高形式。他们给出不同的方法去控制、延长和抑制呼吸。

呼吸的科学

在控制呼吸之前，先来了解一下我们是如何呼吸的。我们吸气和呼气，但是气息以 Z 字形的方式运作。吸入气息被称为吸气（puraka）；呼出气息被称为呼气（rechaka）。

在吸气和呼气之间，有一个停顿或是屏住气息。呼吸的停顿被称为屏息（kumbhaka）。

屏息有两种类型，内屏息（antara kumbhaka）和外屏息（bahya kumbhaka）

内屏息（antara kumbhaka）是在吸气之后的保留或屏住气息。"antara" 的意思是 "内部的"。在完全地吸气之后、呼气之前保留的气息就是内屏息。

外屏息（bahya kumbhaka）是在呼气之后保留或者屏住气息。"bahya" 的意思是 "外部的"。在完全地呼气之后、吸气之前而保留的气息就是外屏息。

调息（pranayama）是这四种呼吸功能的延伸。因此，调息也被称为 "呼吸的科学"。

调息（pranayama）的练习会培养出沉稳、稳重的心灵和强大的意志力。

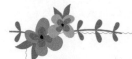

注意

少儿在未满 17 岁时，不宜学习调息，因为他们的肺部未发育成熟。

然而，17 岁以下的少儿可以学着留心细听每次呼吸。当食物在我们嘴里的时候，我们会品尝食物。所以当我们吸气或呼气的时候，我们也能感觉和品味呼吸。

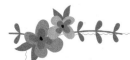

TIPS

· 数学或者其他科目考试时，如果感觉紧张，可以尝试调节呼吸。专注地吸气或者呼吸而不屏住呼吸，你将会重获自信和意志力。

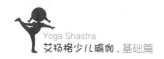
第 4 课　制感（pratyahara）

"平静感官给吾心带来光明。"——B. K. S. 艾扬格

制感（pratyahara）是瑜伽的第五个分支。它定义了控制、平静感官以及心灵的方式。

我们有五种感觉器官（jannendriya），它们分别是眼睛、耳朵、舌头、鼻子和皮肤。制感（pratyahara）引导我们控制感官，有助于我们控制我们的眼睛、鼻子、耳朵、舌头和皮肤的敏感性！

我们也有五种行动器官（karmendriya），它们分别是手、脚、发音器官、代谢器官和生殖器官。控制这些行动器官也是制感（pratyahara）的一部分。

圣雄甘地（mahatma gandhi）教我们智慧的时候，借用了三只猴子的形象，他也正是通过它们的形象习得智慧的。他教导我们非礼勿听、非礼勿视、非礼勿言。

这就是制感（pratyahara）！通过遵循制感，我们可以使自己不做错事。

在往生书（Purana）中也有一个关于制感（pratyahara）的传说。

因陀罗（Indra）是天堂的国王，有一次他邀请湿婆（Shiva）神去他的国度做客。湿婆神接受了他的邀请。因陀罗想要取悦湿婆神，因此，他安排了一出大型舞台表演。他通知了他管辖范围内的所有人，告诉他们湿婆神将要来做客，他们需要展示各自的才艺以博湿婆神欢心。伟大的湿婆神即将来访，他们感到十分高兴。

其他世界的生物都纷纷来到天堂，因陀罗热情款待他们。当湿婆神驾临时，因陀罗国王热烈地欢迎了他，并表示了敬意。接着，舞台表演开始了。每个人都来到舞台展示才艺。

当演出快要结束时，一只乌龟慢慢地爬到了天堂。扎堆的动物们笑着窃窃私

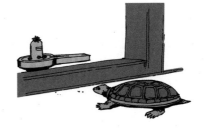

语道："这只慢乌龟现在终于到了！快告诉他，演出结束了"。乌龟走到因陀罗跟前说道："不好意思，我迟到了！但是我也想向湿婆神展示我的才艺。"

因陀罗同意了。舞台上的表演者们感觉受到了侮辱，他们想要攻击乌龟。乌龟说："我知道，我很慢，但是让我向湿婆神跪拜行礼吧！"

当动物们准备攻击乌龟时，它把四肢和头（感官）都收回它的壳里了，像岩石一样立在那儿。

看到乌龟把感官收回并控制住了它的心灵，湿婆神很高兴。湿婆神说："亲爱的乌龟，我对你很满意。你现在可以永远地追随于我了。"这就是乌龟在湿婆神的神庙里占有一席之地的由来。

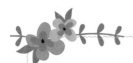

TIPS

像这只乌龟一样，我们要学会：

·将我们的感官和心灵控制好。

·无论我们在学习、游戏，还是在练习瑜伽，都应该专心。

·管好我们的眼睛和耳朵，不要分散注意力。

当感官抽离，心灵开始变得平和、稳定，不会被打扰也不会分心。如果心灵焦躁不安，那么我们的身体也会坐立不安。当身体坐立不安的时候，也会影响到呼吸。而当呼吸受到影响的时候，就会变得急促而没有节奏。

在做任何体式的时候，我们都应该学会平缓而富有节奏地呼吸，这样会使得我们的身体稳固。

要学会将注意力放在呼吸的稳定和平缓上，这能帮助我们轻松地解答数学问题，以及迅速地理解地理现象和其他学科。

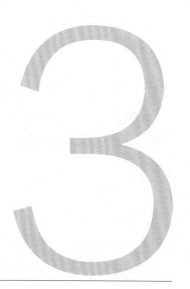

第三部分

我们的人体

我们将现代机械视为工程奇迹，但是没有任何一个机器比人这个奇迹更伟大。一个机器是由很多杆、梁、螺母、螺钉和其他材料组成的，而类似地，人是由骨骼、关节、肌肉、能量通道和纤维组成的。

人体也有各种各样、功能各异的器官。这些器官不是单独工作的，它们犹如一个团队一样协作，共同完成人体的一些特殊功能。就像板球队或足球队一样，每个运动员都需要配合其他人去打好比赛。与此类似，我们的器官团队通过协作来使得身体和谐运转。

大脑作为领队，其他器官作为队员，相互协调，共同工作。

不同的器官相互关联、一起完成某一特定的工作，这些器官就组成了一个系统。不同组别的器官构成不同的系统，例如骨骼的、肌肉的、消化的、呼吸的、循环的、排泄的、神经的和腺体的系统。

> 妈妈说："我的孩子，去把电话旁边的日记本拿给我！"
>
> 注意参与这项工作的器官的序号。
>
> 1）耳朵听到妈妈的吩咐。

2）它们把信息传递给大脑。

3）大脑分辨什么是电话、什么是日记本。

4）眼睛找到电话、日记本。

5）大脑命令双脚走到电话那儿。

6）大脑命令手去拿日记本并拿好。

7）双腿使小孩走近妈妈。

8）双手将日记本递给妈妈。

什么是骨骼系统

身体的骨骼系统有三个主要部分，分别是头、躯干和四肢（手臂和腿）。不同的骨头和韧带将这些部分连接起来。这些骨头像集体一般系统地工作，这个系统被称为"骨骼系统"。

骨骼构成了身体的骨架。人体由206块骨头组成，其中，大约有一半的骨头位于手和脚部。骨头坚硬、牢固、生气勃勃，骨骼支撑身体并且保护它内部的器官。

两个或两个以上的骨头通过关节相互连接。试

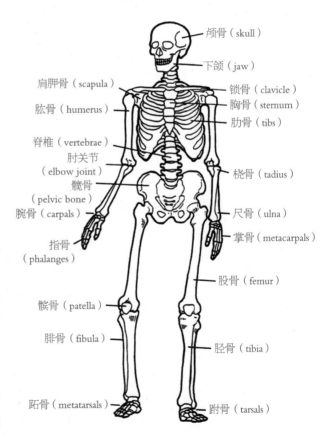

颅骨（skull）
下颌（jaw）
肩胛骨（scapula）
锁骨（clavicle）
肱骨（humerus）
胸骨（sternum）
肋骨（tibs）
脊椎（vertebrae）
肘关节（elbow joint）
桡骨（tadius）
髋骨（pelvic bone）
腕骨（carpals）
尺骨（ulna）
掌骨（metacarpals）
指骨（phalanges）
股骨（femur）
髌骨（patella）
腓骨（fibula）
胫骨（tibia）
跖骨（metatarsals）
跗骨（tarsals）

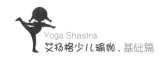
想，如果手臂只由一根骨头构成，我们就不能使之弯曲，也不能做很多不同的动作。这些骨头是不能单独运作的。它们需要肌肉的协助。

肌肉通过肌腱（snayu bandha）与骨头相连。当我们做任何动作或者体式（asana）时，为了让骨头有生气，我们必须用特定的方式来给四肢定位。每次定位，我们都会用到肌肉、关节和器官。手臂、腿或其他行动的器官都被称为行动器官（karmendriya），因为它们执行动作。这些动作在骨头、肌肉和运动神经的帮助下完成，因此神经也被归入行动器官（karmendriya）。这些行动的反应通过感觉神经从皮肤传到大脑，大脑进而进行接收或者判断，因而神经又被归入感官知觉（jnanendriya）。

骨骼系统由哪些部分组成

颅骨

颅骨位于头部。它是由 8 块扁平骨拼接而成的骨头盒。它能够保护大脑。

脊椎

躯干包含了脊椎，又称为脊柱。它由 33 块不规则的骨头，节节相连而成。它们分别是：

· 7 块颈部的（C1-C7）椎骨，称为颈椎。

· 12 块胸部的（T1-T12）椎骨，称为胸椎。

· 5 块腰的（L1-L5）椎骨，称为腰椎。

· 5 块融合的骶骨，称为骶椎。

· 3 ~ 5 块融合的尾骨，称为尾椎。

脊柱保护脊髓。颅骨在脊椎的上部。颈部的 5 ~ 7 节椎骨位于颈部的背后，

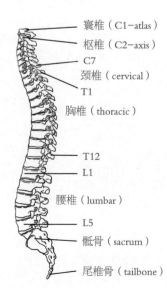

寰椎（C1-atlas）
枢椎（C2-axis）
C7
颈椎（cervical）
T1
胸椎（thoracic）
T12
L1
腰椎（lumbar）
L5
骶骨（sacrum）
尾椎骨（tailbone）

是连接头部和躯干的桥梁。

手臂的骨头

手臂中重要的骨头和关节，分别是肱骨、肘关节、桡骨和尺骨。手掌包括很多骨头，分别是腕骨、掌骨和指骨。

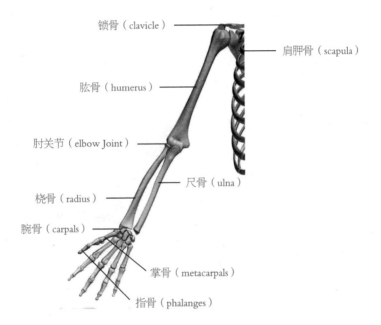

锁骨（clavicle）

肩胛骨（scapula）

肱骨（humerus）

肘关节（elbow Joint）

尺骨（ulna）

桡骨（radius）

腕骨（carpals）

掌骨（metacarpals）

指骨（phalanges）

腿的骨头

腿部重要的骨头和关节分别是股骨、膝关节和胫骨。

脚部包括很多骨头，分别是跗骨、距骨、跖骨和趾骨。

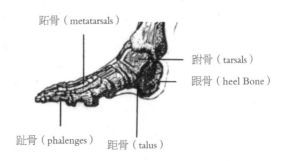

跖骨（metatarsals）

跗骨（tarsals）

跟骨（heel Bone）

趾骨（phalenges）

距骨（talus）

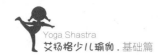
"带"

我们的身体中有两种"带"，分别是肩胛带和髋带（或者骨盆带）。四肢通过这些"带"与脊柱相连。在脊椎的两侧都有与之吻合的"带"。

肩胛带在胸腔的上部，并且与手臂相连。手臂通过肩胛带在肩部活动。因为肩胛带，手臂才能环形旋转。

髋带或者骨盆带在躯干的下部，与腿相连。骨盆带让腿得以在髋关节呈圆形活动。

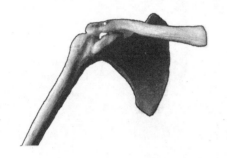

肩胛带（shoulder girdle）

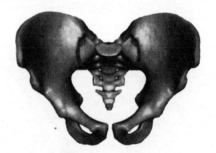

髋带（hip girdle）

胸腔

胸腔包含在躯干内，是由胸骨、胸椎和肋骨围成的空腔。位于胸腔中心的是胸骨。

与胸骨直接相连的肋骨称为真肋，间接地和胸骨相连的是假肋。这些肋骨通过肋间肌相互连接。这些肌肉参与呼吸作用。

胸腔内部有重要的器官——心脏与肺。横膈膜位于胸腔的下面，而横膈膜的下面是腹部。

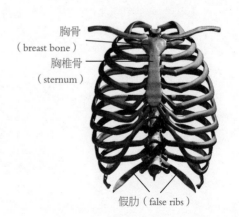

胸骨
（breast bone）
胸椎骨
（sternum）

假肋（false ribs）

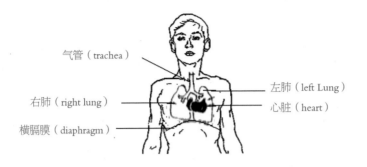

气管（trachea）

左肺（left Lung）

右肺（right lung）

心脏（heart）

横膈膜（diaphragm）

骨骼的作用

骨骼有四个非常重要的作用：

·给予身体构架、形状和支撑。

·保护身体的脆弱部分，如①颅骨保护大脑；②脊椎保护脊髓；③胸腔保护心脏和肺部；④髋骨保护大肠、小肠、膀胱等器官。

·肌肉与骨骼相连，这使得运动成为可能。

·血细胞是源于骨髓的细胞，它们存在于手臂和腿的长骨腔里。红细胞和白细胞都能在骨髓里产生。

关节

关节就是两块骨头相连的地方。有些关节是可活动的，而有些是固定的。颅骨由许多骨头构成，连接这些骨头的关节是固定的。活动关节有四种：

球窝关节

它们存在于臀部和肩部。允许手臂和腿最大范围地活动。

手臂和腿可以摆动就是因为这些关节。

滑动关节

这些关节存在于脊椎以及手腕的骨头中，能够让这些区域有小范围的活动。

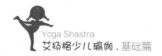

枢轴关节

存在于脊椎的第一节和第二节之间。它让头部可以点动，也可以从一边转
到另一边。

屈戌关节

它们能使腿或者手臂弯曲。屈戌关节位于膝盖和肘部。踝关节也属于屈戌
关节。

关节在体式中起作用的例子

臀部和肩部的球窝关节：

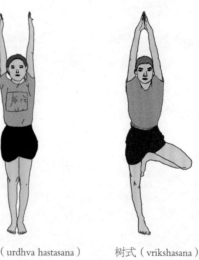

手臂上举式（urdhva hastasana）   树式（vrikshasana）

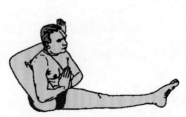

侧角伸展式（utthita parsvakonasana）   单腿绕头式（eka pada shirsasana）

枢轴关节：

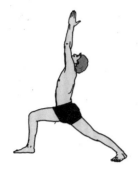 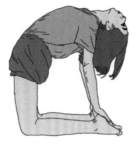 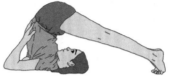

战士式 I（virabhadrasana I）　　骆驼式（ushtrasana）　　犁式（halasana）

滑动关节：

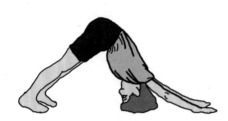 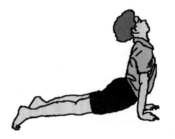

下犬式（adho mukha shvanasana）　　上犬式（urdhva mukha shvanasana）

屈戌关节：

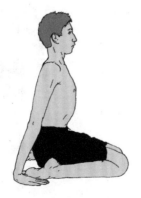 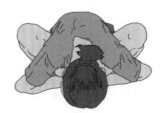

英雄式（virasana）　　花环式（malasana）

171

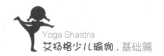

肌肉系统

身体的所有动作都因肌肉的运作而起。在我们身体中有 600 多种不同的肌肉。其中有些肌肉是在坚韧的白色物质即肌腱的帮助下，附着在不同的骨头上的。当这些肌肉收缩时，就拉近了骨头之间的距离。

肌肉通过扩展和收缩来工作。每个活动关节都有两组肌肉，一组负责将骨头上拉；另一组负责将骨头拉回。因为这些肌肉的运作，我们才能够走路、跳跃以及握住或是拿东西。例如，在手臂上举式（urdhva hastasana）中，位于手臂骨头上方的二头肌将手臂举起，然后位于手臂骨头下方的三头肌将手臂放下。

肌肉在我们人体中不厌其烦地持续工作，这就是我们能够以各种方式活动身体的原因。但在我们的日常生活中，仍然有些肌肉是没有被用到的。通过做不同的瑜伽体式、学习不同的动作，我们便能够用到这些在日常生活的普通活动中不会用到的肌肉。

肌肉的类型

人体中有三种类型的肌肉：

横纹肌： 带动骨骼运作的肌肉，称为横纹肌。这些肌肉可以受到我们的意志的控制。

平滑肌： 能让食道和血管保持工作，推动食物或血液流动。它们在我们没有察觉的情况下自动工作，因为它们不受我们的意志控制。

心肌： 这些肌肉不受我们的意志控制。

心肌与前两类肌肉不同。没有把它们归入第二类是因为它们的结构和形式与第二类肌肉不同。

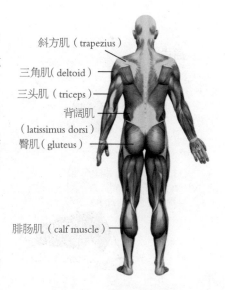

斜方肌（trapezius）

三角肌（deltoid）

三头肌（triceps）

背阔肌
（latissimus dorsi）

臀肌（gluteus）

腓肠肌（calf muscle）

身体中重要的肌肉

手臂的肌肉

三角肌：这块肌肉位于手臂的上部。在它的帮助下，我们的手臂能向前和向后运动，还可以摆动。在三角肌的帮助下，我们可以像在手臂上举式（urdhva hastasana）、祈祷式（namskarasana）、侧角伸展式（utthita parshvakonasana）、头倒立（shirshasana）中一样倾斜手臂。

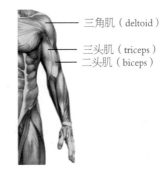

三角肌（deltoid）
三头肌（triceps）
二头肌（biceps）

二头肌：位于上臂骨的前侧。每块二头肌都有两个末端。在此肌肉的帮助下，我们能在鹰王式（garudasana）中弯曲手臂。

三头肌：位于上臂骨的后侧，有三个末端。此肌肉能让我们在上举手指交扣式（urdhva baddhangulyasana）中展开肘关节。

腿部的肌肉

缝匠肌：位于大腿骨的后侧，连接臀部和膝盖。它是身体中最长的肌肉。它能旋转大腿，弯曲膝盖。它在树式（vrikshasana）和莲花式（padmasana）中都会起作用。

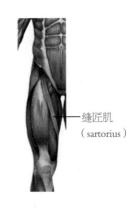

缝匠肌
（sartorius）

四头肌：位于大腿骨的前侧，此肌肉有四个末端。在加强背部伸展式（paschimottanasana）、双角式（prasarita padottanasana）以及加强前屈伸展式（uttanasana）中，它都能起到伸展膝关节的作用。

腘绳肌：位于大腿骨的后面。它在战士式（virabhadrasana）、英雄式

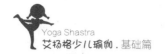
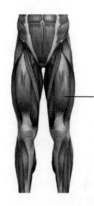

四头肌（quadriceps）

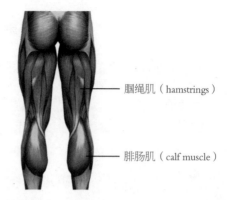

腘绳肌（hamstrings）

腓肠肌（calf muscle）

（virasana）、莲花式（padmasana）中，都能起到弯曲膝盖的作用。

腓肠肌： 位于小腿的后侧，胫骨的后面。它在下犬式（adho mukha svanasana）中参与伸展脚踝。

臀肌： 是臀部的肌肉，能拉伸臀部。可以在双角式（prasarita padottanasana）、花环式（malasana）中注意观察。

躯干的肌肉

躯干是人体中间的部分，被横膈膜分成两部分。

在躯干中，肋骨通过肋间肌相互连接。这些肌肉参与了呼吸作用。横膈膜的运动使得呼吸作用得以进行。这些肌肉可以通过练习瑜伽体式，如站立体式、鱼式（matsyasana）和骆驼式（ushtrasana）来增强。

背部的肌肉

斜方肌： 位于肩部，在骆驼式（ushtrasana）中用于扩展双肩。

背阔肌： 位于背部的中央，能使背部强健。如在手杖式（dandasana）、犁式（halasana）中，它能支持手臂的内旋，向上拉伸躯干。

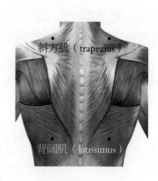

斜方肌（trapezius）

背阔肌（latissimus）

腹部的肌肉

有许多肌肉位于腹部。它们相互交错。例如，在犁式（halasana）和巴拉瓦伽式（bharadvajasana）中，它们辅助身体从仰卧位立起，弯曲脊柱，从一边到另一边转动躯干。

部分消化系统和排泄系统位于腹部。位于腹部的器官有胃、肝脏、胆囊、脾脏、胰腺、小肠、肾脏、膀胱和大肠。在三角伸展式（utthita trikonasana）、英雄式（virasana）、仰卧英雄式（supta virasana）、巴拉瓦伽式（bharadvajasana）、加强背部伸展式（paschimottanasana）中，腹部的肌肉各司其职，增强器官功能。

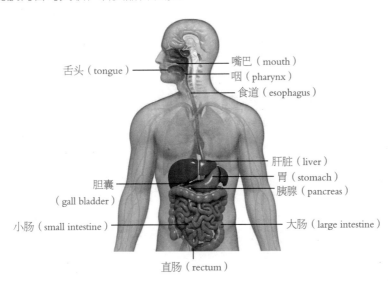

舌头（tongue） 嘴巴（mouth） 咽（pharynx） 食道（esophagus）

肝脏（liver） 胃（stomach） 胰腺（pancreas）

胆囊（gall bladder） 小肠（small intestine） 大肠（large intestine）

直肠（rectum）

练习瑜伽体式的重要性

练习瑜伽体式，能够适当地使横纹肌得到增强，且能够使平滑肌和心肌恰当地运作。

做不同的体式时，手臂和腿的肌肉以不同的方式向各个角度伸展。肌肉的伸展能够滋养骨头，增强骨髓功能。

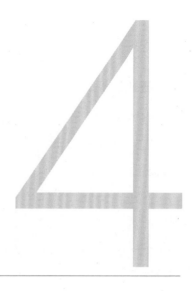

第四部分

体式

在开始练习之前应学习的事情：

· 每个体式都有自己的名称，学会正确地发音。

· 学会分辨它们，并且练习本编提到的所有体式。

· 记住体式的名称，理解其内涵。然后思考、回忆，并在练习时准确做出每个体式。

· 要知道每个体式的价值和作用。

注意

在你开始练习本编体式之前，先学习并练习上编中提到过的所有体式。

练习瑜伽体式之前和练习的过程中，应该遵循如下原则：

· 在练习前，清空肠道。如果你在练习的时候感到内急，可以去上洗手间。

· 穿着舒适纯棉的衣服。

- 以向圣哲帕坦伽利（Patanjali）祷告开始练习。
- 练习坐立体式时，可以用毯子或者地毯，这样你就不会被地板伤到。
- 在干净、通风的地方练习。
- 根据本书提供的时间来保持一个体式。练习体式时，缓慢而安静地数数。

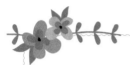

TIPS

练习瑜伽体式时，应遵循以下行为规范：

·放松呼吸。

·通过鼻子呼吸。

·保持睁眼状态。

·敏捷和专心。

·专注于你所做的事情。

·开心地、一心一意地练习。

·正确地伸展身体，并享受自由。

·在练习体式时保持笑容。

·在做体式时，不要让身体紧绷或紧张，动作要舒展自如。

·不要屏住呼吸。

·不要用嘴呼吸。

·不要闭上双眼。

·不要东张西望。

·不要害怕。

·不要皱眉。

·不要让意识神游。

·女生不要在经期做倒立的体式。

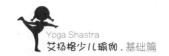
　　健康是在身体里如河流般流淌的生命力。河水永远鲜活。练习体式可以给予我们健康，并让我们的身心保持鲜活和敏捷。照看好我们自己的身体及其健康——也就是生命力，这是我们的责任。忽视我们自己的身体及其健康则是一种罪孽。

第 1 课　站立体式（uttishttha sthiti）

uttishttha sthiti 就是站立体式。这类体式能让身心敏捷和专注。在进入以下体式前，最好先练习上编中的所有站立体式。

祈祷式（namaskarasana）

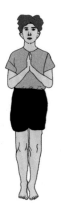

1. 山式（tadasana）站立。
2. 弯曲手臂，双手合十于胸前。
3. 均匀地推合双掌而不抬起手肘。
4. 向下伸展上臂。
5. 上提胸部，舒展双肩，使它们向后、向下转动。
6. 以正常的呼吸保持这个体式 20 秒。

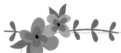

作用

·纠正站姿。

·强健背部。

·让人保持敏捷。

手臂上举式 I（urdhva hastasana I）

1. 山式（tadasana）站立。

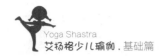
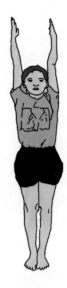

2. 保持腿和手臂稳固。

3. 让双脚均匀地站立在地板上。

4. 向上伸展身体。

5. 向上伸展躯干两侧。

6. 吸气，将手臂举起伸直。

7. 保持掌心相对，手指伸直且朝上。

8. 以正常的呼吸保持这个体式 20 秒。

手臂上举式 Ⅱ（urdhva hastasana Ⅱ）

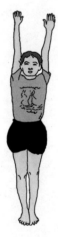

1. 山式（tadasana）站立。

2. 做手臂上举式 Ⅰ（urdhva hastasana Ⅰ）。

3. 转动手腕从而使手心朝前。

4. 从腋窝处起向上伸展手臂。

5. 伸展肘关节并保持手腕伸直。

6. 打开手掌，伸展手指。

7. 以正常的呼吸保持这个体式 20 秒。

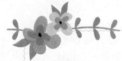

作用

·矫正腿部和肩部。

·强健肘关节、腕关节以及指关节。

四肢伸展式（utthita hasta padasana）

1. 山式（tadasana）站立。
2. 吸气，双腿跳开约 10 厘米宽。
3. 保持双脚在一条直线上。双脚互相平行，且脚趾朝前。
4. 保持腿伸直。
5. 双脚外边缘踩实地板，朝前伸展脚弓。
6. 向后伸展脚底和脚后跟，并踩实于地面。
7. 朝着脚趾的方向伸展脚掌。
8. 吸气，上提胸部并挺直躯干。
9. 侧平举手臂，与肩部成一条直线。掌心朝向地面。
10. 保持手臂稳固，伸直肘关节并伸展指尖。
11. 以正常的呼吸保持这个体式 20 秒。

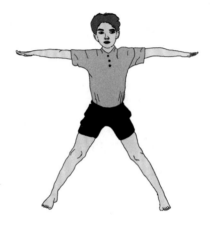

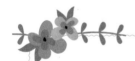

作用

·让人变得更加迅速和敏捷。

·使腿部变得轻盈。

·扩展胸部。

四肢侧伸展式（parshva hasta padasana）

1. 山式（tadasana）站立。然后跳到四肢伸展式（utthita hasta padasana）。

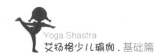
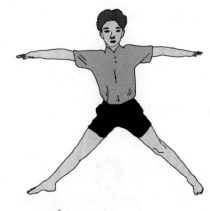

2. 右腿朝右侧转 90 度。

3. 保持右大腿、右膝和右脚在一条直线上。

4. 收紧膝盖，推动膝盖向内，并保持紧张。

5. 保持头部、胸部和肚脐在一条直线上。

6. 以正常的呼吸保持这个体式 20 秒。

7. 将右脚转回前方，然后在左侧练习这个体式。

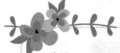

作用

·消除腿部的僵硬。

·给髋关节带来自由，并且使它能够轻松地活动。

三角伸展式（utthita trikonasana）

"utthita" 的意思是 "伸展"。"trikona" 的意思 "一个三角形"。这个体式像一个三角形。

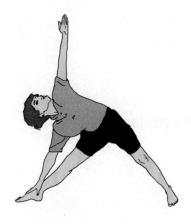

1. 如前所述，先完成四肢侧伸展式（parshva hasta padasana）。

2. 右脚同右腿一起，向右转 90 度。

3. 保持头部、背部和臀部在一条直线上。

4. 呼气，朝右弯曲躯干，并且将右掌放在右脚踝之上。

5. 保持双腿伸直，臀部与腿部在一条直线上。收紧膝盖和髌骨。

6. 牢牢地保持住腿部姿势，向下伸展右臂，向上伸展左臂。转动胸部，使
   其朝向天花板。

7. 保持双臂在一条直线上。

8. 以正常的呼吸保持这个体式 20 秒。

9. 吸气，向上支起躯干。在左边重复这个体式。

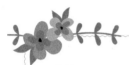

作用

·矫正腿形。

·增强腿部肌肉，并强化踝关节。

·消除膝关节和髋关节的僵硬。

·缓解背部疼痛以及颈部扭伤。

·锻炼胸部。

侧角伸展式（utthita parshvakonasana）

"utthita" 的意思是 "伸展"。"parshva" 的意思是 "侧边或者侧面"；"kona" 的意思是 "角"。这是一个侧角伸展体式。这个体式分两个阶段完成。

第一阶段

1. 山式（tadasana）站立。吸气，跳入四肢伸展式（utthita hasta padasana）。

2. 竖直上提躯干两侧。

3. 保持手臂和双肩在一条直线上，保持肘关节伸直。

4. 保持掌心朝下。伸展手指，打开手掌。

5. 右脚向右转 90 度，来到四肢侧伸展式（parshva hasta padasana）。左脚向内转约 30 度。

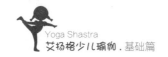
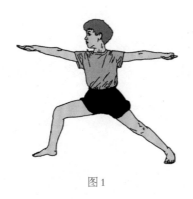

图 1

6. 竖直上提躯干并保持躯干两侧相互平行。

7. 侧平举手臂，使其与肩部在一条直线上。

8. 保持手肘伸直，伸展手腕和手指。

9. 呼气，于右膝盖处弯曲右腿，使右胫骨与右大腿成 90 度角。这就是战士式 II（virabhadrasana II）。如图 1 所示。

10. 将右膝与右脚调整到一条直线上，以保持小腿与地面垂直。

进入侧角伸展式（utthita parshvakonasana）

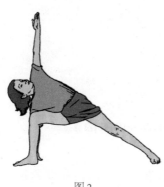

图 2

11. 放下右手，将其撑于右脚旁的地面上。

12. 保持左腿伸直。

13. 左臀内收。

14. 呼气，转动胸部和腹部朝向天花板。

15. 举起左臂，使手掌和左肩在一条直线上。

16. 锁住手肘，朝天花板伸展手掌和手指。

17. 保持双臂在一条直线上。

18. 转动头部并看向左手拇指。如图 2 所示。

19. 以正常的呼吸保持这个体式 20 秒。

20. 吸气，来到战士式 II（virabhadrasana II）。

21. 呼气，伸直右腿。

22. 右脚回正并跳回到山式（tadasana）。

23. 在左侧练习这个体式。

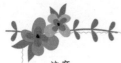

注意

如果胸部无法面朝前方，就以"杯形"手撑地，而不是将手掌撑直。

第二阶段

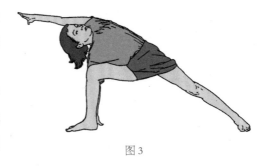

1. 从右边开始来做此体式中较为靠前的步骤，直到第18步为止。

2. 吸气，转动左手掌并且将手臂举过头顶，使它与左耳成一条直线。现在再将手掌朝向地面。如图3所示。

图3

3. 以正常的呼吸保持这个体式20秒。

4. 呼气，挺直躯干，然后在左侧练习这个体式。

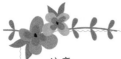

注意

手臂举过耳朵时不要干扰到身体的其他部位。

作用

·增强腿部的关节和肌肉。

·纠正小腿和大腿的缺陷。

·增强体力，增高。

·增强背部肌肉。

·锻炼胸部肌肉。

·减少腰部、大腿和臀部的脂肪。

·增强消化系统和排泄系统。

战士式 I（virabhadrasana I）

维拉巴德纳（Virabhadra）是湿婆神创造的一个强大的战士。战士式 I 是

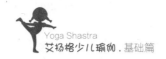
一个英雄的体式。它是教给士兵们的一个体式，以给予他们上战场所需的勇气和力量。主要分为四个阶段完成。

第一阶段

1. 山式（tadasana）站立。

2. 吸气，跳入四肢伸展式（utthita hasta padasana）。

3. 分开双腿约 100 厘米宽。

4. 手臂向两侧展开。

5. 翻转掌心，使其朝向天花板。如图 4 所示。

6. 吸气，向上伸展手臂且掌心相对。如图 5 所示。

7. 进一步伸展手臂，手掌并拢举过头顶，双手合十（namaskara mudra）。这个体式被称为向上礼敬式（prasarita pada urdhva namaskarasana）。如图 6 所示。

8. 下压脚的外缘并且伸展脚弓。

9. 伸展躯干，充盈胸部。

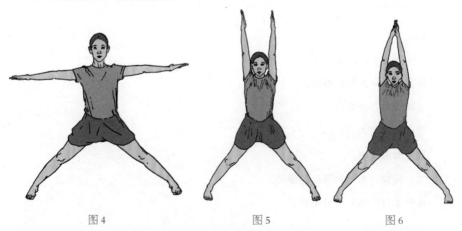

图 4　　　　　　　　图 5　　　　　　　　图 6

第二阶段

1. 进入四肢伸展式（utthita hasta padasana）。

2. 双手叉腰。如图 7 所示。

3. 右腿向右旋转 90 度，左腿朝内旋转 30 ~ 40 度。

4. 呼气，向右转动躯干。

5. 保持脸、躯干、右大腿和右膝与右脚在一条直线上。

6. 吸气，上提胸部。如图 8 所示。

7. 伸展颈部，头部后仰并看向天花板。如图 9 所示。

8. 左脚后跟踩实地面，并保持左腿伸直和稳定。

9. 以正常的呼吸保持这个体式 10 秒。

10. 吸气，伸直颈部。保持双手叉腰的同时，向前转动左腿和躯干，然后回到四肢伸展式（utthita hasta padasana）。

11. 在左边重复这个体式。

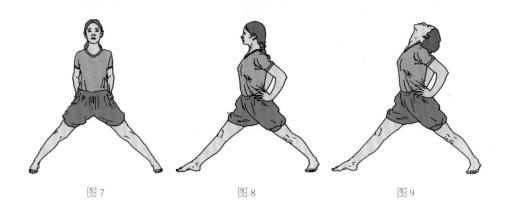

图 7　　　　　　　　　　图 8　　　　　　　　　　图 9

第三阶段

1. 进入向上礼敬式（prasarita pada urdhva namaskarasana）。如图 10 所示。

2. 右腿朝右转动 90 度，左脚转向内侧。然后向右转动躯干，并打开胸腔。如图 11 所示。

3. 手臂从肋骨两侧展开。

4. 呼气，弯曲右腿使右膝成 90 度角。

5. 保持右胫骨垂直于地面，且右大腿平行于地面。

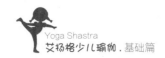

6. 脚后跟外侧下压，并且保持左腿伸直。

7. 正视前方。如图 12 所示。

8. 以正常的呼吸保持这个体式 10 秒。

9. 吸气，伸直右腿，向前转动双腿和躯干，然后在左边做这个体式。

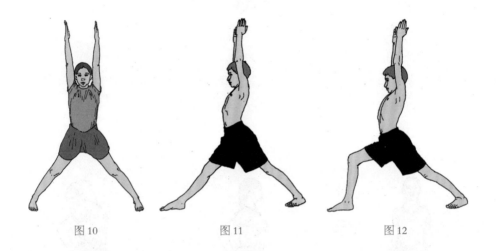

图 10　　　　　　　　图 11　　　　　　　　图 12

第四阶段

1. 进入向上礼敬式（prasarita pada urdhva namaskarasana）。如图 6 所示。

2. 保持手肘稳定和伸直。

3. 躯干和右腿朝右转动 90 度，同时将左脚转向内侧。

4. 稳稳地双手合十（namaskara mudra），然后挺起躯干和胸部。

5. 向后伸展颈部，眼睛向上看。如图 13 所示。

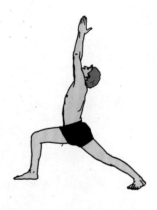

图 13

6. 以正常的呼吸保持这个体式 15 秒。

7. 头部转回到前方，伸直右腿，然后再转动躯干到前方。如图 6 所示。在左边重复这个体式。

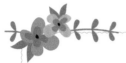

作用

·扩展胸部并增强呼吸能力。

·消除肩部和背部的僵硬。

·强化脚踝和膝盖。

·减少臀部的脂肪。

双角式（prasarita padottanasana）

"prasarita"的意思是"伸展、延伸或伸开"。"padottana"是由"pada"和"uttana"两个词组成的："pada"的意思是"腿"；"uttana"的意思是"强烈地伸展"。在这个体式中，腿部要充分地伸展和拉伸。这个体式会带领人们自信去完成头倒立（shirshasana）。

1. 山式（tadasana）站立。

2. 吸气，跳到四肢伸展式（utthita hasta padasana）。将双脚分开约125厘米宽。

3. 双手叉腰。如图14所示。

4. 呼气，向前弯曲躯干，直到与地面平行。

5. 将双手从腰间释放，然后放到地面上。要保持手臂伸直和稳定。

6. 手掌要与双肩在一条直线上。

7. 扩展双肩，伸展和延伸手指。

8. 吸气，抬头并使脊柱向内凹。如图15所示。呼吸两至三次。

9. 呼气，弯曲躯干，并且将头顶落于地面。

10.保持膝盖收紧和稳定，并且让臀部与双腿在一条直线上。如图16所示。

11.以正常的呼吸保持这个体式20秒。

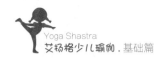
12. 吸气，将头与手掌从地面抬起，再将躯干抬起，跳回山式（tadasana）。

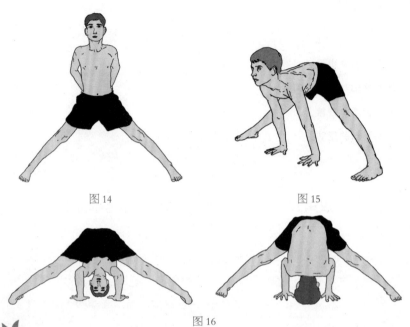

图 14   图 15

图 16

注意

在开始阶段，你可能很难将双腿、手臂和头部保持在一条直线上。如果是这样，那么，

1. 将双腿分开，弯曲躯干，并将手掌放到稍微朝前的位置。

2. 眼睛注视着双掌间的一个定点。

3. 于手肘处弯曲手臂，并且将头部朝地面方向下移。

4. 以这种方式练习几天。当头部能到达地面后，再抬起头部，将手掌朝双脚方向移动，然后将头顶立在地面上。逐渐地，将手掌与双腿放在一条直线上。

作用

·增强腘绳肌。

·增高。

·给躯干和头部供血，提神醒脑。

·促进消化。

下犬式（adho mukha shvanasana）

"adho" 的意思是 "向下"。"mukha" 的意思是 "脸"。"adho mukha" 的意思是 "脸朝下"。"shvana" 的意思是 "狗"。这个体式就像一只正在伸展后腿的狗。狗若像这个体式一样去伸展它的身体，会使它从打盹中活跃起来，变得警醒。通过这种方式的伸展，狗就会不再慵懒，从而开始新生并且跑得更快。同样地，这个体式有助于我们摆脱迟钝和慵懒，让我们的身体焕然一新。它对运动员来说也大有裨益，能让他们为运动做好准备。它也是拜日式（surya namaskara）循环中的一个步骤。有两种方法来做这个体式。

方法一

1. 山式（samasthiti）站立。如图 17 所示。

2. 吸气，抬起手臂并且向上伸展手臂和躯干。如图 18 所示。

3. 弯曲躯干，如果可以的话，将手掌或者手指放在地面上。

4. 这就是加强前屈伸展式（uttanasana）。如图 19 所示。

5. 现在，保持膝盖收紧的情况下伸直双腿。

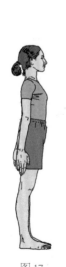 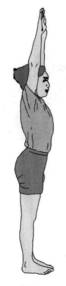 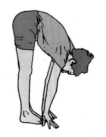

图 17   图 18   图 19

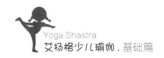
6. 呼气，于膝盖处弯曲双腿。将双掌落于地面，与肩部保持在一条直线
上。张开手指，并将它们压实在地面上。如图 20 所示。

7. 先将右腿迈向后方，让它与右掌保持在一条直线上。如图 21 所示。

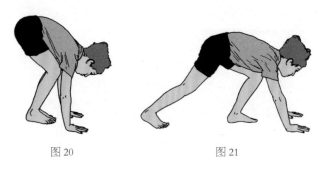

图 20 图 21

8. 然后，迈出左腿，将两脚放在一条直线上。

9. 伸直双腿并保持双膝紧绷。

10. 将手掌压实于地面，然后将躯干朝着双腿方向推动。

11. 向内收肩胛骨，并且带动头部朝向腿部。然后将头部落于地面上。如
图 22 所示。

12. 以正常的呼吸保持这个体式 20 秒。

13. 吸气，抬头，走回前方并且回到山式（tadasana）。

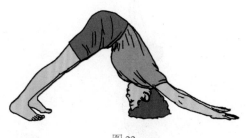

图 22

方法二

1. 山式（samasthiti）站立。

2. 呼气，朝前弯曲躯干，进入加强前屈伸展式（uttanasana）。如图 23 所示。

3. 于膝盖处弯曲双腿，然后将手掌放于地面上。

4. 张开手指，压实在地面上，并且保持手指和手掌与肩部在一条直线上。如图 24 所示。

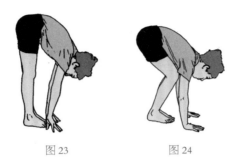

图 23   图 24

5. 呼气，将手掌压实于地面，然后双脚一起朝后跳，落到距离手掌三四步远的地方。

6. 保持右脚与右掌在一条直线上，左脚与左掌在一条直线上。

7. 伸直双腿。保持手臂伸直和稳定。

8. 向内收肩胛骨。舒展脊柱，并且带动头部向下朝向地面。如图 25 所示。

9. 以正常的呼吸保持这个体式 20 秒。

10. 吸气，将头抬起。呼气，压实手掌，双脚跳回双掌之间。山式（tad-asana）站立。

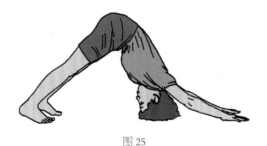

图 25

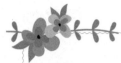
作用

·消除疲劳，使精力充沛。

·使腿部更加轻盈，这对运动员是十分有帮助的。

·增强腿部肌肉。

·减轻脚后跟的疼痛。

·加强踝关节。

·加强腹部肌肉。

·消除肩胛骨的僵硬。

第 2 课 前伸展体式（paschima pratana sthiti）

这些体式可以使背部的肌肉获得伸展。要知道所有的坐立体式和前伸展体式的基础体式都是手杖式（dandasana）。

手杖式上举手臂（urdhva hasta dandasana）

1. 以手杖式（dandasana）坐立，双腿（膝盖、脚踝和双脚）并拢。
2. 收紧双膝，并将大腿压实在地面上。
3. 保持脚指头朝向前方，然后从腓肠肌处进一步伸展脚后跟，使整个后腿都接触地面。
4. 将双手放于臀部两侧。如图 1 所示。
5. 吸气，压实双腿，然后通过举起双手和上提躯干来做上举手臂式（urdhva hastasana）。如图 2 所示。
6. 直视前方。以正常的呼吸保持这个体式 10 秒。
7. 呼气，双手放下，用正常的呼吸在此体式中坐立。

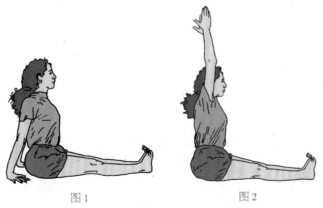

图1　　　　　　　　　　　图2

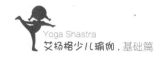
手杖式手抓大脚趾（padangusta dandasana）

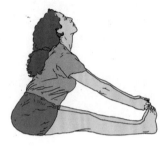

图3

1. 完成手杖式上举手臂（urdhva hasta dandasana）。
2. 呼气，朝前伸展手臂，然后用拇指、食指和中指抓住大脚趾。
3. 在手肘伸直和收紧的情况下，伸直手臂。
4. 内收胸背并且使背部成凹形。
5. 吸气，扩展胸腔，上提躯干，然后朝上伸展颈部和头部。如图3所示。
6. 以正常的呼吸保持这个体式20秒。

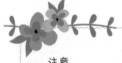

注意

在成长的过程中，人逐渐长高，双腿变长，但是躯干还是保持原样。在这个阶段做手杖式手抓大脚趾（padangusta dandasana）时，腰椎以下的部分会稍微拱起。此时，我们可以在双脚周围套一根带子来把脊椎提起来并让躯干向上伸展。如图4所示。

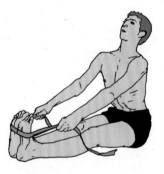

图4

作用

·加强背部。

·锻炼腿部肌肉。

·增强腹部器官以及肾脏。

加强背部伸展式（paschimottanasana）

"paschima"的意思是"西方"；"uttana"的意思是"充分伸展"。地球有八个主要方位——东方、西方、北方和南方，以及东北方、西北方、东南方和西南方。类似地，我们的身体也有八个方向。例如，身体的前面就是东方（purva），身体的背面就是西方（paschima），身体的四个角分别代表东北方、西北方、东南方和西南方，北方（uttara）是头顶，南方（dkshina）则是脚底。我们要在这个体式中充分地伸展我们身体的背面。

这个体式也被称为背部前屈伸展坐式（ugrasana）或者独身式（brahmacharyasana）。"ugra"的意思是"有力量的、强大的、宏伟的"。"brahmacharya"的意思是"自控和自律"。

1. 以手杖式（dandasana）坐立，然后进入手杖式上举手臂（urdhva hasta dandasana）。

2. 呼气，进入手杖式手抓大脚趾（padangusta dandasana）。如图 5 所示。呼吸一至两次。

3. 呼气，压实腿部后侧以接触地面。

4. 朝前伸展躯干两侧，然后头部向膝盖靠近。将头部落在膝盖上。如图 6 所示。

5. 以正常的呼吸保持这个体式 10 秒。

6. 吸气，放松脚指头，向上抬起手臂来到手杖式上举手臂（urdhva hasta dandasana）。

7. 放下双臂，以手杖式（dandasana）坐立。

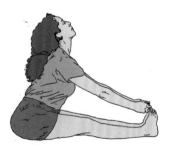

图 5

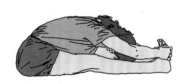

图 6

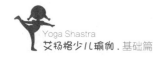
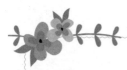

注意

首先在不弯曲膝盖的情况下，用大拇指和食指抓住脚指头。随着柔韧性的增加，尝试抓住双脚的外边缘。即使头部不能碰到膝盖，也要朝前伸展躯干两侧。

作用

·伸展背部肌肉。

·增强腹部器官。

·使心脏得以休息。

·给心灵带来平静。

·增强记忆力。

·让我们思路清晰。

向下束角式（adho mukha baddha konasana）

"adho"的意思是"向下"。"mukha"的意思是"脸部"。"baddha"的意思是"稳定"。"kona"的意思是"一个角"。束角式（baddha konasana）在上编中教过大家，现在让我们来学习从前伸展进入向下束角式（adho mukha baddha konasana）。

1. 以手杖式（dandasana）坐立。

2. 于膝盖处弯曲双腿，并且尽可能地分开双腿。

3. 脚跟以及脚底并拢。

4. 进一步伸展大腿的两侧。

5. 如果可能的话，将膝盖落于地面之上。

6. 向后转动双肩，然后挺起胸腔。

7. 手指互相交扣，抓住双脚。如图 7 所示。

8. 呼气，向前伸展躯干，然后将头部落在地面上。如图 8 所示。

9. 以正常的呼吸保持这个体式 20 ~ 30 秒。

10. 吸气，挺起躯干，抬起头部，坐直。

11. 放松双腿，然后以手杖式（dandasana）坐立。

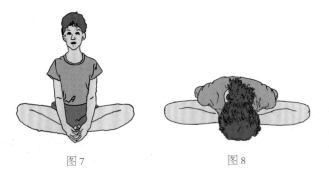

图7   图8

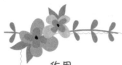

作用

·保持肾脏和膀胱的健康。

·润滑骨盆关节，因此骨盆关节的运动将变得更加顺畅。

花环式 I（malasana I）

在上编中教过花环式 II（malasana II），因为它比花环式 I（malasana I）更简单。现在让我们来学习花环式 I（malasana I）。

1. 以手杖式（dandasana）坐立。

2. 向上抬起臀部。保持双脚并拢并蹲下。

3. 双脚、小腿和膝盖的内侧相互触碰。

4. 分开两个膝盖，然后将躯干从两膝盖之间向前穿出。

5. 呼气，躯干向前伸展。

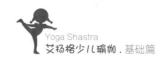

6. 伸展手臂的后侧，缠绕于双腿周围，然后在背后扣紧手指。

7. 紧紧握住双手。如图 9 所示。

8. 呼气，然后再进一步伸长躯干。呼吸一至两次。

9. 现在进一步伸展躯干，然后将头部落在地面上。如图 10、图 11 所示。

10.保持这个体式 30 秒，正常地呼吸。

11.吸气，挺起躯干，松开手指，然后以手杖式（dandasana）坐立。

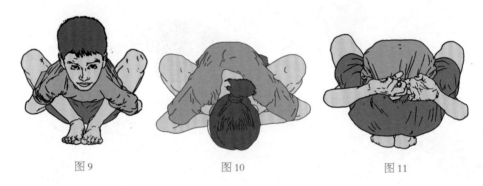

图 9   图 10   图 11

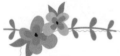

作用

·加强脊柱和腹部器官。

·加强膝盖和脚踝。

·减轻胃痛和背痛。

圣哲玛里奇式Ⅱ（marichyasana Ⅱ）

玛里奇（Marichi）是十大圣哲之一。十大圣哲是梵天（Brahma）创造的，用来辅佐他创造宇宙。玛里奇也是风暴诸神马鲁特（Marutas）的首领。这是圣哲玛里奇式（marichyasana）的第二种变式。圣哲玛里奇式Ⅰ（marichyasana Ⅰ）的中级阶段在上编中教过。现在让我们学习圣哲玛里奇式Ⅱ（marichyasana Ⅱ）。

第一阶段： 坐立体式（upavishtha sthiti）

1. 以手杖式（dandasana）坐立。如图 12 所示。

2. 于膝盖处弯曲左腿，并且将左脚放于右大腿之上，左膝盖落在地面上，同莲花式（padmasana）中一样。

3. 弯曲右腿，并且同圣哲玛里奇式 I（marichyasana I）中一样，尽可能地将右脚靠近右臀。

4. 保持右胫骨垂直于地面，这样右膝便朝向天花板。如图 13 所示。

5. 吸气，将手臂举过头顶，如手臂上举式（urdhva hastasana）中一样。

6. 伸展躯干。如图 14 所示。

7. 以正常的呼吸保持这个体式 20 秒。然后将手臂放下。

8. 松开双腿。

9. 在左边做这一系列的动作。

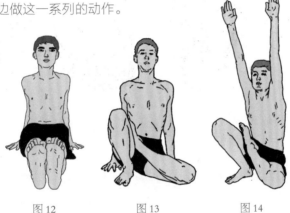

图 12   图 13   图 14

第二阶段： 背部成凹形的坐立体式（upavishtha sthiti）

1. 坐立，左腿如之前描述过的莲花式（padmasana）中的姿势那样，然后右腿如圣哲玛里奇式 I（marichyasana I）中那样。

2. 呼气，稍微向前弯曲躯干。呼吸一至两次。

3. 呼气，伸展右手臂，于手肘处弯曲手臂并且缠绕于右腿周围。如图 15 所示。呼吸两次。

4. 呼气，将左臂伸到背后，然后握紧双掌。如图 16 所示。

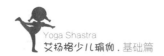

5. 吸气，挺起躯干。

6. 以正常的呼吸保持这个体式 20 秒。

7. 放松手臂和双腿。以手杖式（dandasana）坐立。

8. 在左边重复这个体式，右腿如莲花式（padmasana）姿势坐着，然后左腿如圣哲玛里奇式 I（marichyasana I）姿势坐着。

9. 呼气，微微向前弯曲躯干，左手臂缠绕于左腿周围。右手臂放于背后，然后握紧双掌。再挺起躯干。

10. 以正常的呼吸保持这个体式 20 秒。

11. 吸气，放松手臂和双腿。以手杖式（dandasana）坐立。

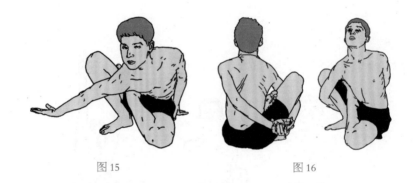

图 15 　　　　　　　　　　　　　图 16

第三阶段：　圣哲玛里奇式 II（marichyasana II）

1. 完成圣哲玛里奇式 II（marichyasana II）的第二阶段。如图 16 所示。

2. 呼气，伸展躯干和颈部，使得前额落于左膝之上。如图 17 所示。

3. 以正常的呼吸保持这个体式 20 秒。

4. 放松手臂并在左边做这个体式。

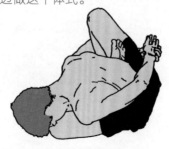

图 17

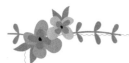

注意

在初次尝试的时候，你可能不能将前额落于膝盖之上。因此你可以在重复练习这个动作 3 ~ 4 次来获得一定的自由度以便能完成最后的姿势。

作用

·让身体柔软和灵活。

·加强腹部器官。

·促进消化。

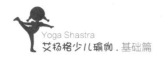

第3课　侧伸展体式（parivritta sthiti）

"parivritta"的意思是"转动"。侧伸展体式（parivritta sthiti）是与脊椎的扭转或者侧伸展相关的。

巴拉瓦伽式（bharadvajasana）

这个瑜伽体式是献给圣哲巴拉瓦伽（Bharadvaja）的，也就是德洛拉（Dronacharya）的父亲。德洛拉（Dronacharya）是一位传奇人物。他是《摩诃婆罗多》（Mahabharata）中俱卢族（kauravas）和班度族（pandavas）的古鲁（guru）。这里有两种形式的巴拉瓦伽式。

巴拉瓦伽式 I（bharadvajasana I）
这个体式由三个阶段组成。

第一阶段：

1. 以手杖式（dandasana）坐立。如图1所示。
2. 于膝盖处弯曲双腿，将双脚往左移，落到左臀的侧边。

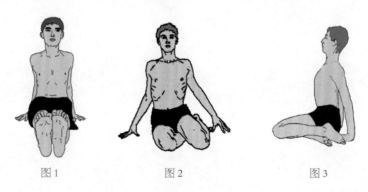

图1　　　　　图2　　　　　图3

3. 将左脚踝放于右脚之上，然后将脚踝和大腿压实于地面。

4. 保持膝盖、胸部正对前方。如图 2、图 3 所示。

5. 吸气，提起躯干和胸部。

6. 向后转动双肩。

7. 以正常的呼吸保持这个体式 10 秒。这就是巴拉瓦伽式 I（bharad-vajasana I）的坐立体式（upavishtha sthiti）。

第二阶段

1. 将左掌放于右膝上，并且牢牢地抓住右膝。

2. 将右掌放于臀部右后方。然后把指尖压实在地面上。

3. 尽可能地将右肩向后转动。如图 4 所示。

4. 吸气，提起躯干。现在呼气，将躯干转向右边，并推动胸部左侧朝向前方。

5. 胸部的两侧应相互平行。如图 5 所示。

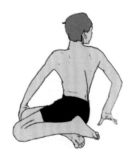 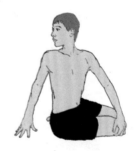

图 4　　　　　　　　　　图 5

6. 不要将右臀抬离地面。

7. 呼气，转动颈部然后看向右肩。

8. 以正常的呼吸保持这个体式 20 秒。

9. 呼气，放松双手，将躯干转到前方，伸直双腿，然后以手杖式（dan-dasana）坐立。

10.在左边重复这个体式。将双脚放到右臀旁边，并且将右脚踝放在左脚上。

11.吸气，将躯干转向左侧，然后推动胸部右侧朝向前方。如图 6 所示。

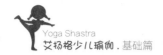

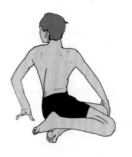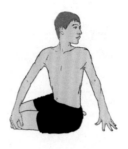

图 6

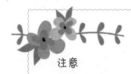

注意

呼气，转动躯干。吸气，上提躯干并且扭转脊柱。

第三阶段：最后的体式

1. 以巴拉瓦伽式（bharadvajasana）的坐立体式（upavishtha sthiti）坐立。

2. 将双脚放于臀部左侧。如图 7 所示。

3. 呼气，将躯干转向右侧，呼吸一至两次。如图 8 所示。

4. 呼气，摆动右臂到背后，刚好用右掌抓住左臂的手肘上方。

5. 将左手移向右膝盖，并且用左掌抓住右膝。呼吸一至两次。

6. 呼气，向右转动躯干。吸气，提起躯干并扩展胸部。

7. 转动躯干和头部，眼睛看向右肩上方。如图 9 所示。

8. 以正常的呼吸保持这个体式 20 秒。

9. 呼气，松开双手，伸直双腿，然后以手杖式（dandasana）坐立。

10. 在左边做这个体式，将双脚放到臀部的右侧。

11. 呼气，摆动左臂到背后，然后用左掌抓住右手肘上方。

12. 用右掌抓住左膝。

13.吸气，上提躯干并将它转到左侧。眼睛看向左肩上方。

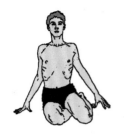
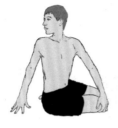
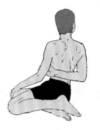
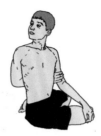

图7   图8   图9

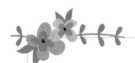

注意

转动腰部和肩膀的时候呼气，上提躯干时吸气。

作用

·加强背部肌肉。

·消除僵硬和背部疼痛。

巴拉瓦伽式 II（bharadvajasana II）

这种形式的巴拉瓦伽式（bharadvajasana）可以分两个阶段来完成。

第一阶段：这个阶段有两种完成方法。这两种方法对肌肉的作用是不同的。

方法（一）

1. 以手杖式（dandasana）坐立。

2. 如英雄式（virasana）中一样弯曲左腿。

3. 如莲花式（padmasana）中一样弯曲右腿。让右膝落在地面上。

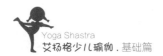

4. 先松开莲花式（padmasana）的腿，然后解除这个姿势。

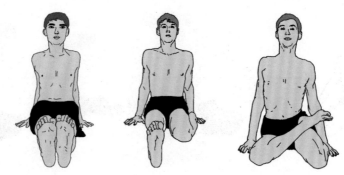

方法（二）

1. 以手杖式（dandasana）坐立。

2. 如莲花式（padmasana）中一样放置右腿。

3. 移动右膝到地面上。

4. 然后，如英雄式（virasana）中一样弯曲左腿。

5. 将双掌置于臀部两侧。

6. 右脚下压，坐直。

7. 吸气，从骨盆处上提躯干。

8. 以正常的呼吸保持这个体式 10 秒。

9. 在左边用两种方法做巴拉瓦伽式（bharadvajasana）的坐立体式
   （upavishtha sthiti）。

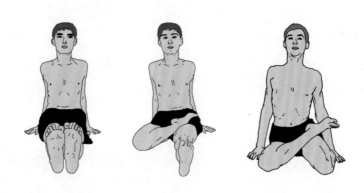

第二阶段

1. 如之前描述的姿势般坐立。

2. 用左手握住右脚，并且用右手握住右胫骨。如图 10 所示。将右腿靠近躯干。

3. 将左臀落在地面上，然后向右转动躯干。

4. 将左掌放到右膝外侧，再将右掌放到右臀的后方。将手指做成杯状，放在地面上。

5. 呼气，右肩转向后，从胸部左侧开始向前转动躯干。

6. 吸气，上提躯干。呼气，尽可能将躯干转向右侧。

7. 转动头部和颈部，然后眼睛看向右肩上方。如图 11 所示。

8. 以正常的呼吸保持这个体式 10 秒。

9. 呼气，松开双手，将躯干转到前方并且伸直双腿。以手杖式（danda-sana）坐立。

10. 在左边重复此体式的这个阶段。如图 12、图 13 所示。

11. 学习了这个阶段之后，再进入最后阶段。

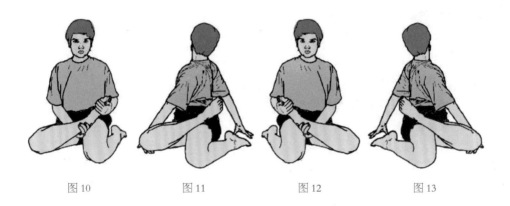

图 10   图 11   图 12   图 13

第三阶段：最终阶段

1. 如第一阶段中解释的一样，以巴拉瓦伽式（bharadvajasana）的坐立体式坐立。

2. 保持右掌放于右臀旁边。以正常的呼吸，呼吸几次。

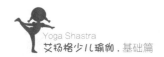
3. 呼气时，向右摆动以及转动躯干和头部。

4. 用右手从后面握住右脚大脚趾。

5. 现在，用左掌握住右膝。

6. 把左臀压实在地面上。

7. 尽可能地向后转动肩部，右肩胛骨内收。

8. 吸气，上提躯干。呼气，将它转向右边。

9. 推动胸部的左侧向前。呼吸两次。

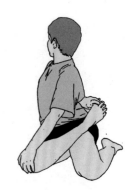

10. 呼气，进一步地转动躯干和头部。如图 14 所示。

图14

11. 以正常的呼吸保持这个体式 20 秒。

12. 放松双手，转动躯干到前方并且伸直双腿。

13. 以手杖式（dandasana）坐立。然后，在左边做这个体式。

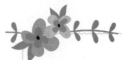

注意

所有的动作都以呼气收尾。

作用

·加强脊柱肌肉。

·消除肩关节的疼痛，带给肩关节自由。

·使膝盖更灵活。

第4课　盘绕体式（grathana sthiti）

在这一课我们要学的体式中，身体是盘绕的。

拉弓式（akarna dhanurasana）

"karna"的意思是"耳朵"；"a"的意思是"靠近"；"dhanu"的意思是"弓"。这个体式像一个正拉着弓弦的弓箭手。

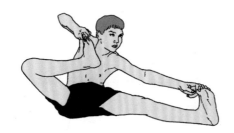

1. 以手杖式（dandasana）坐立。
2. 前屈并用大拇指、食指和中指钩住两只脚的大脚趾。上提躯干。如图1所示。
3. 吸气，把左腿压实在地面上。
4. 呼气，弯曲右腿，抬起它并且将脚带向躯干。呼气两次。如图2所示。
5. 呼气，紧紧抓住右大脚趾，并且将右腿拉向右耳。呼气两次。
6. 呼气，拉动右腿向后就像拉一把弓一样。
7. 伸展左腿并把它压实在地面上。如图3所示。
8. 眼睛看向左大脚趾。
9. 保持这个体式10～15秒，正常地呼吸。

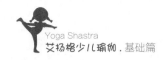
10. 呼气，放下右腿并伸直。如图 1 所示。

11. 然后松开双脚并以手杖式（dandasana）坐立。

12. 在另一边重复这个体式。

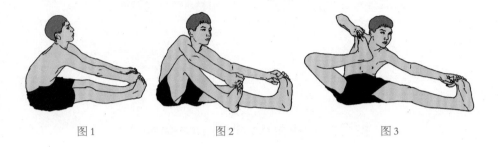

图 1　　　　　　　　图 2　　　　　　　　图 3

注意

曲腿的脚不要下坠。

和扭转体式中一样，在这个体式中交替地伸展躯干的两侧。

作用

· 强化关节。

· 增强手臂的力量。

· 加强脊柱肌肉。

· 让腿部肌肉灵活。

· 收缩腹部肌肉，促进消化。

第 5 课　仰卧体式（supta sthiti）

"supta" 的意思是 "躺下或者仰卧"。因此 supta sthiti 是仰卧体式。仰卧体式让身体和心灵得以休息。所有的仰卧体式都被称为 "vishranta karaka"。"vishranta" 的意思是 "休息"，而 "karaka" 的意思是 "给予者"。

仰卧英雄式（supta virasana）

"supta" 的意思是 "躺下或者仰卧"，而 "vira" 的意思是 "战士或者英雄"。

1. 以英雄式（virasana）坐立。将胫骨压实于地面并且向后伸展脚指头。保持膝盖并拢。
2. 将双掌放于双脚的两侧，手指指向膝盖。
3. 将手掌压实于地面并打开胸腔。如图 1 所示。
4. 呼气，将躯干向后倾斜，手肘弯曲并落在地面上。如图 2 所示。呼吸两次。

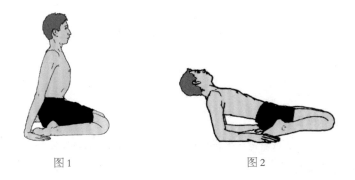

图 1　　　　　　　　　　　图 2

5. 现在呼气，压低躯干，然后将头顶落在地面上。如图 3 所示。呼吸两次。

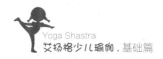

6. 呼气，进一步使躯干向下落。将后脑勺落在地面上。

7. 伸展手臂举过头顶，掌心朝向天花板，但是不要向内移动肩胛骨。

8. 将大腿相互靠拢。伸展脚趾和双脚。如图 4 所示。

9. 伸展躯干并且保持内心平静。

10. 以正常的呼吸保持这个体式 100 秒。逐渐增加到 500 秒。

11. 手掌带向大腿。

12. 于手肘处弯曲手臂，把手掌压实在地面上。

13. 抬起躯干，以英雄式（virasana）坐立。放松双腿，然后以手杖式
（dandasana）坐立。

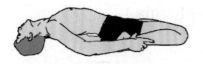

图 3

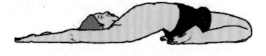

图 4

注意

在开始时，两个膝盖是相互分开的。但要学着将它们相互靠拢。

作用

·促进消化和排泄。

·消除懒惰，恢复身体活力。

·消除在站立、跑步或者是户外长时间运动之后腿部的疼痛或疲劳。

·使呼吸变得深长。

·使心脏得到休息。

鱼式（matsyasana）

"matsya" 的意思是 "鱼"。在上编中有更简易的版本。现在这个版本有两种变式。

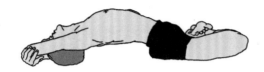

变式一

1. 以莲花式（padmasana）坐立。

2. 呼气，以鱼式（matsyasana）躺在地面上。如图 5 所示。

3. 伸展手臂举过头顶，掌心朝向天花板。如图 6 所示。

4. 弯曲手臂并且将手掌置于头部两侧，手指指向双腿。

5. 呼气，压实手掌并将胸部抬离地面。呼吸两次。

6. 呼气，让头部和颈部进一步靠向胸部背面并且将头顶落于地面上。如图 7 所示。

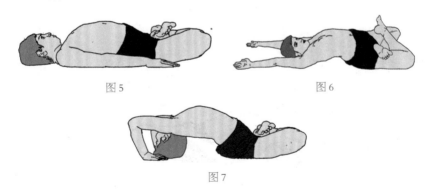

图 5　　　　　　　　　　　图 6

图 7

7. 以正常的呼吸保持这个体式 20 秒。

8. 把手掌压实在地面上，抬起头部并且将它与背部一起落于地面之上。双手靠近双腿。

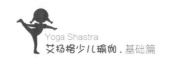
9. 把手肘压实在地面上，抬起躯干和头部，以莲花式（padmasana）坐立。

10.松开双腿并以手杖式（dandasana）坐立。

变式二： 这个变式分为两个阶段

第一阶段

1. 如之前描述一般做鱼式（matsyasana）。

2. 然后，于头部上方盘绕双臂，将前臂落在地面上。

3. 抬起并弯曲胸部，像一条鱼一样。如图 8 所示。

4. 以正常的呼吸保持这个体式 20 秒。

5. 松开双手，像前一个变式描述的一样放置双臂。

6. 然后坐立起来并松开双腿。

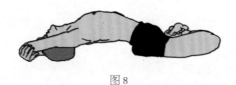

图 8

第二阶段：在这一个阶段里，我们要试着去增加背部的凹度

1. 如之前描述一般做鱼式（matsyasana）。

2. 将头顶落于地面之上休息，将手掌移向双腿并握住双脚。

3. 紧紧地抓住双脚，然后进一步让头部向后仰。

4. 吸气，挺起胸部并且使背部成凹形。如图 9 所示。

5. 在这个姿势中保持几个呼吸。

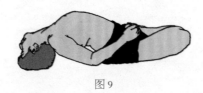

图 9

6. 松开双手，让其不再握着双脚，抬起手臂并且于头部上方盘绕双臂。

7. 以正常的呼吸保持这个体式 20 秒。

8. 松开双手，将手臂放下，解除这个体式并坐立起来。

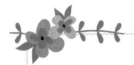

注意

通过改变双腿的交叉方式来做鱼式（matsyasana）的变式。

作用

·增强胸部肌肉。

·伸展背部和扩展胸部，这样有助于提高呼吸能力。

·给骨盆关节增加灵活性。

·消除精神的懒惰和疲劳，使精神饱满。

·增强甲状腺的功能。

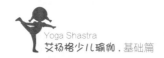
第6课　俯卧体式（adho mukha sthiti）

在以下这些体式中，身体和头部朝向地面，因此它们又被称为俯卧体式（adho mukha sthiti）。

四肢支撑式（chaturanga dandasana）

"chatura"的意思是"四个"；"anga"的意思是"四肢"。"danda"的意思是"棍子或者长棒"。在这个体式中，身体像一根棍子或长棒一样保持伸直、稳固，且平衡于四肢——两只手掌和两只脚之上。做这个体式时，身体像一个长板凳。

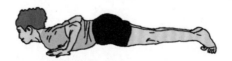

这个体式有两种变式。第一种变式相对容易些，在这种变式中，脚指头是放在地面上的。而在第二种变式中，跖骨是压在地面上的。

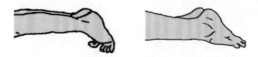

在变式一和变式二中脚的姿势

变式一

1. 面部朝下平躺在地面上。

2. 于手肘处弯曲手臂并将手掌放于胸部的两侧。

3. 分开双脚约 15 厘米宽，脚指头固定在地面上。

4. 呼气，放下身体并且落回地面上休息。呼吸两次。如图 1 所示。

5. 呼气，伸直并抬起大腿，臀部及躯干离地面几厘米远。如图 2 所示。

6. 身体只平衡在手掌和脚指头上。

7. 以正常的呼吸保持这个体式 10 秒。

8. 放下躯干并将身体落在地面上。

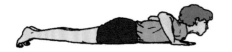 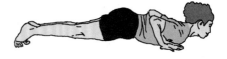

图 1   图 2

TIPS

如果难以将整个身体抬起，可以试着先抬起大腿和臀部，然后再抬起躯干。

注意

如果臀部没有抬起，那就不要抬起胸部。

变式二

1. 面部朝下平躺在地面上。

2. 双脚分开 15 厘米宽。

3. 伸展脚指头，将跖骨放于地面上。

4. 于手肘处弯曲手臂并且将手掌放于胸部的两侧。如图 3 所示。

5. 将手掌压实于地面之上。呼气，抬起大腿，臀部和躯干离开地面。

6. 整个身体和手臂向前伸展，向后伸展脚指头。

7. 以正常的呼吸保持这个体式 10 秒。如图 4 所示。

8. 呼气，放下躯干落于地面之上。

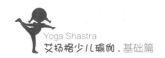
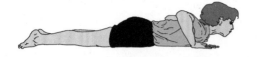

图 3

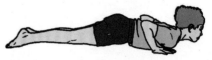

图 4

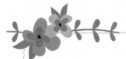

注意

·开始学习这个体式时，双脚可以分开。但是之后，要双脚并拢来练习。

·脊柱肌肉将会变得紧实，因此在这个体式之后做后弯体式将更容易。

作用

·加强手臂力量。

·加强手腕并增加它们的灵活性。

·使得腹部肌肉紧实和强壮。

·增强腹部器官。

第 7 课　后弯体式（purva pratana sthiti）

"purva" 是身体的前面部分。在这类体式中，身体的前侧是伸展的，脊柱是向后弯曲的。因此，这组体式被称为后弯体式（purva pratana sthiti）。做这些体式时，我们的脊柱和脊柱肌肉都要柔韧。

上犬式（urdhva mukha shvanasana）

"urdhva mukha" 的意思是 "朝上"。"shvana" 的意思是 "一只狗"。这个体式像一只在地面上拉伸前腿并且向上伸展身体和头部的狗。这个体式有两种做法：1）向内扣牢脚趾；2）脚指头指向外。

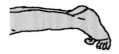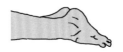

变式一和变式二中，脚趾固定向内；变式二中，脚指头指向外。

变式一：　向内扣牢脚趾

1. 俯卧在地面上。保持双脚分开约 15 厘米宽。

2. 向内扣牢脚趾。

3. 保持膝盖收紧。

4. 弯曲手臂，将手掌放于胸部的两侧。伸展手掌和手指。如图 1 所示。

5. 吸气，抬头，挺起胸部。

6. 伸直手臂，收紧手肘。呼吸两次。

7. 将骨盆、大腿和膝盖抬离地面。

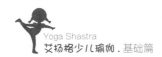

8. 吸气，向后伸展双肩并且向前推动胸部。

9. 保持膝盖收紧，大腿紧实和手臂伸直。

10.伸长躯干的两侧和颈部，头部上仰并往上看。如图 2 所示。

11.以正常的呼吸保持这个体式 20 秒。

12.呼气，朝地板方向放下大腿和躯干。

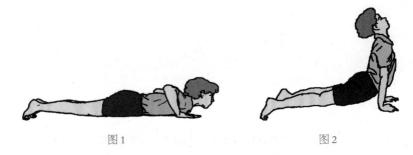

图1   图2

变式二： 脚趾指向外

1. 俯卧在地面上。保持双脚分开约 15 厘米宽。

2. 向外伸展脚趾。

3. 保持膝盖牢固和紧实。如图 3 所示。

4. 遵循上犬式（urdhva mukha shvanasana）变式一中的步骤。如图
   4 所示。

5. 以正常的呼吸保持这个体式 20 秒。

6. 呼气，把大腿和躯干放到地面上。

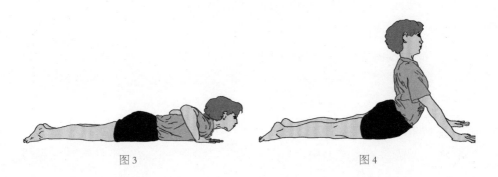

图3   图4

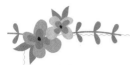

注意

在开始练习时，可以分开双脚。之后要学会并拢双脚去做这个体式。

作用

·消除背部的僵硬。

·恢复脊椎活力。

·通过扩展胸部来增强呼吸能力。

·让骨盆区域变得健康。

弓式（dhanurasana）

"dhanu"的意思是"弓"。在这个体式中，身体看似一张弓，弯曲着像拉开的弓弦。手臂如弓弦般伸展，拉起头部、胸部和大腿。亲爱的孩子们，你们可能可以很轻松地做这个体式，因为你们的身体柔软。但是，你们的肌肉没有足够的力量。因此，要通过正确的理解来完成这个体式。

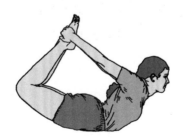

1. 俯卧在地面上。

2. 伸展双臂举过头顶，把手掌压实在地面上。如图5所示。

3. 朝向手臂伸展躯干的两侧和腋窝。

4. 朝着双脚的方向伸展大腿和小腿。

5. 将下巴落在地面上。

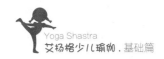
6. 呼气，不要干扰躯干和双腿，将手臂放于大腿的两侧。如图 6 所示。

7. 抬起双肩，伸展双腿和手臂。

8. 于膝盖处弯曲双腿，将双脚朝背部方向带动。

9. 用右手握住右脚踝，用左手握住左脚踝。

10. 呼气，抬起胸部、膝盖和双腿朝向天花板。

11. 抬头并向上看。

12. 向上伸展整个身体，直至像一张弓一样。如图 7 所示。

13. 以正常的呼吸保持这个体式 20 秒。

14. 呼气，松开脚踝，伸直双腿。转动躯干并以手杖式（dandasana）
    坐立。

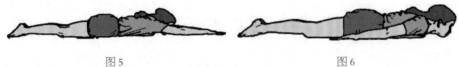

图 5　　　　　　　　　　　　　　　图 6

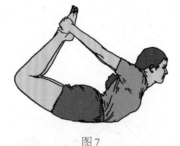

图 7

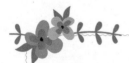

作用

·增强脊椎灵活性。

·增强腹部器官。

第8课 拜日式（surya namaskara）

太阳神苏利耶（Surya）是光、热和知识的源泉。圣哲们知道太阳神有巨大的能量（太阳能），对人类很重要。如果没有太阳，地球上的生命是不可能存在的。因此，太阳被认为是神的化身。嘎亚垂唱诵（Gayatri Mantra）和拜日式（surya namaskara）是人们对苏利耶（Surya）的崇拜。

自远古时期开始，拜日式（surya namaskara）就已经成为日常祈祷的一部分。下面的体式是按顺序快速接连完成的。其中，每个体式都只停留3～5秒。

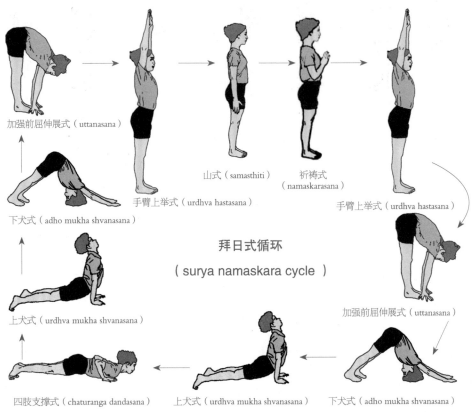

加强前屈伸展式（uttanasana）

下犬式（adho mukha shvanasana）

山式（samasthiti）

祈祷式（namaskarasana）

手臂上举式（urdhva hastasana）

手臂上举式（urdhva hastasana）

拜日式循环

（surya namaskara cycle）

上犬式（urdhva mukha shvanasana）

加强前屈伸展式（uttanasana）

四肢支撑式（chaturanga dandasana）

上犬式（urdhva mukha shvanasana）

下犬式（adho mukha shvanasana）

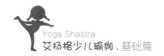

学习完成拜日式（surya namaskara）循环

首先，学会完成拜日式循环缩短版，包括中间的体式。这将教会我们：

· 正确地完成体式。

· 学会快速地从一个体式进入另一个体式。

版本一： 山式（tadasana）—祈祷式（namaskarasana）—手臂上举式（urdhva hastasana）—加强前屈伸展式（uttanasana）

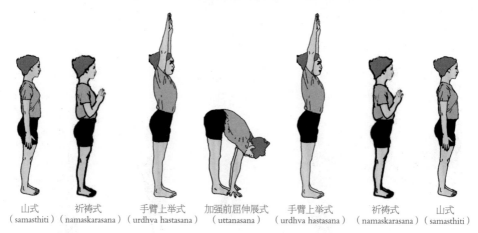

山式	祈祷式	手臂上举式	加强前屈伸展式	手臂上举式	祈祷式	山式
（samasthiti）	（namaskarasana）	（urdhva hastasana）	（uttanasana）	（urdhva hastasana）	（namaskarasana）	（samasthiti）

1. 山式（tadasana）站立。

2. 做祈祷式（namaskarasana）。

3. 吸气，向上抬起手臂来到手臂上举式（urdhva hastasana）。

4. 呼气，放下手臂至躯干两侧，弯曲躯干，朝向地面。

5. 向下伸展手臂直至手掌接触到地面。做不到的话，可以将指尖放在地面上。

6. 如果可能的话，如加强前屈伸展式（uttanasana）中一样用头部去触碰膝盖。

7. 这就完成了半个循环。从加强前屈伸展式（uttanasana）回到山式（tadasana）来完成整个循环。

8. 为此，吸气，使得背部成凹形。将身体的重量从脚后跟转移到脚指头，然后向上抬起躯干和手臂来到手臂上举式（urdhva hastasana）。

9. 然后做祈祷式（namaskarasana），山式（tadasana）站立。

版本二： 加强前屈伸展式（uttanasana）—下犬式（adho mukha shvanasana）—加强前屈伸展式（uttanasana）

1. 从山式（tadasana）进入之前描述的加强前屈伸展式（uttanasana）。

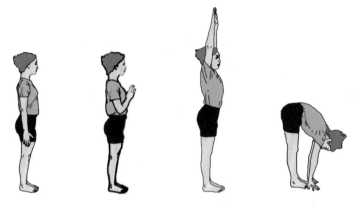

2. 呼气，弯曲双腿，双脚向后跳入下犬式（adho mukha shvanasana）。

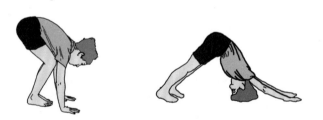

3. 呼气，抬起头部并注视双掌之间的一个定点。于膝盖处弯曲双腿并且抬起脚后跟。通过跳跃，将双脚放于手掌之间来到加强前屈伸展式（uttanasana）。

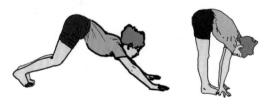

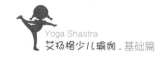
4. 如上一个版本中描述的一样，从加强前屈伸展式（uttanasana）进入
山式（tadasana）。

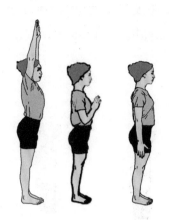

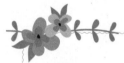

注意

如果你无法双脚后跳做下犬式，可以双脚依次向后迈，做下一轮练习时，交换迈
腿的顺序。双脚逐一迈步收回。

版本三： 下犬式（adho mukha shvanasana）—上犬式（urdhva mukha shvanasana）

1. 从加强前屈伸展式（uttanasana）进入之前描述的下犬式（adho mukha shvanasana）。

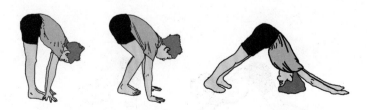

2. 吸气，抬头。将躯干朝着地板方向移动。头从双臂间穿出，并随着

躯干一起向上伸展。保持手臂和手肘竖直，这就是上犬式（urdhva mukha shvanasana）。

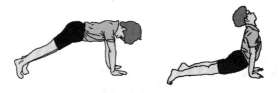

3. 吸气，进入下犬式（adho mukha shvanasana）。保持腿部有力并支起身体。手掌撑地，然后头和身体朝着腿部的方向移动。

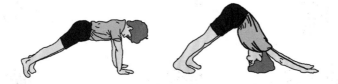

4. 手臂和双腿伸直，头部落到地板上。

5. 呼气，跳入加强前屈伸展式（uttanasana）。然后，按版本二描述的体式过渡到山式（tadasana）。

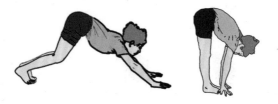

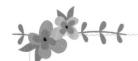

注意

从下犬式（adho mukha shvanasana）到上犬式（urdhva mukha shva-nasana），再回到下犬式（adho mukha shvanasana），抬起脚跟，将脚趾压向地板并且推动身体。这能使手臂和腿紧实、强壮。

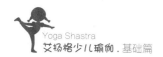
版本四： 上犬式（urdhva mukha shvanasana）—四肢支撑式（chaturanga dandasana）—上犬式（urdhva mukha shvanasana）

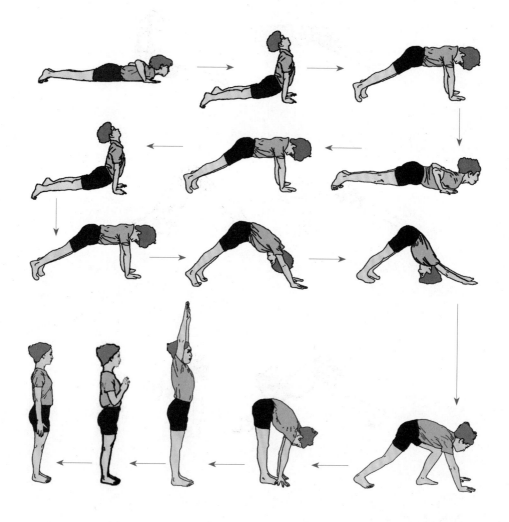

1. 俯卧在地面上。吸气，挺起躯干来到上犬式（urdhva mukha shvanasana）。

2. 呼气，抬起大腿。弯曲手臂，向前伸展胸部。

3. 保持双腿和躯干与地面平行。这就是四肢支撑式（chaturanga dandasana）。

4. 手掌撑地，伸展手臂，抬起胸部和头部。向后弯曲头部来到上犬式（urdhva mukha shvanasana）。

5. 然后做版本三中的系列体式，从上犬式（urdhva mukha shvanasana）到加强前屈伸展式（uttanasana）到山式（tadasana）。

版本五： 完成拜日式（surya namaskara）循环

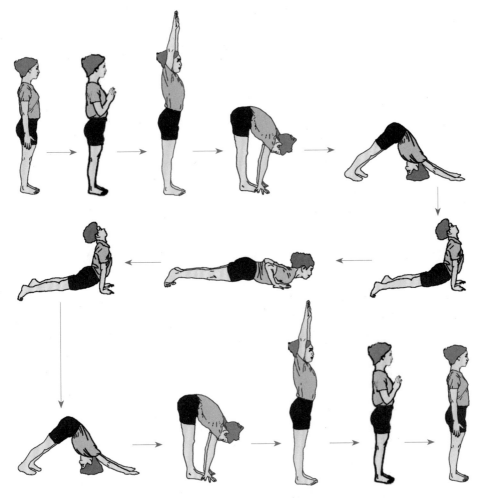

1. 山式（samasthiti）——双脚并拢站立，双腿伸直，膝盖收紧，手臂向下伸展。

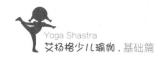
2. 祈祷式（namaskarasana）——双手合十（namaskara mudra）于胸前。

3. 手臂上举式（urdhva hastasana）——分开手掌。吸气，向上举起手臂，掌心朝前。

4. 加强前屈伸展式（uttanasana）——呼气，手臂和躯干落向地面。用指尖触碰地面。

5. 下犬式（adho mukha shvanasana）——吸气然后呼气，弯曲双腿并且将手掌放于双脚两侧。然后，双脚向后跳入下犬式。

6. 上犬式（urdhva mukha shvanasana）——吸气，臀部落向地面，抬起躯干和头部，向上看。

7. 四肢支撑式（chaturanga dandasana）——呼气，胸部落向地面。保持大腿和躯干与地面平行。

8. 上犬式（urdhva mukha shvanasana）——吸气，抬起胸部和头部，伸直手臂，向上看。

9. 下犬式（adho mukha shvanasana）——呼气，保持双腿伸直并且抬起臀部。双掌撑地并朝着双腿的方向推动躯干。将头顶落于地面上。

10. 加强前屈伸展式（uttanasana）——吸气，弯曲膝盖，呼气并向前跳，使双脚落于双手之间。伸直双腿并且带动头部向膝盖靠近。

11. 手臂上举祈祷式（urdhva namaskarasana）——吸气，抬起躯干和手臂。合十手掌如闭上双眼双手合十（namaskara mudra）中一样。

12. 祈祷式（namaskarasana）——呼气，合十手掌于胸前并吸气。

13. 山式（samasthiti）——呼气，松开双手向下。

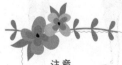

注意

这是一个完整的拜日式（surya namaskara）循环。这个循环通常会重复12次，每一次都诵念一个太阳神名号。首先念出名号，然后向太阳神致敬。

太阳神的十二个名号：

①   Aum Mitraya Namaha   向地球的朋友致敬

②   Aum Ravaye Namaha   向赐予我们光明的人致敬

③   Aum Suryaya Namaha   向绚烂的光致敬

④   Aum Bhanave Namaha   向杰出的人致敬

⑤   Aum Khagaya Namaha   向在天空移动的人致敬

⑥   Aum Pushne Namaha   向滋养万物的人致敬

⑦   Aum Hiranyagarbhaya Namaha   向金色能量的汇集处致敬

⑧   Aum Marichaye Namaha   向黎明之主致敬

⑨   Aum Adityaya Namaha   向阿底提（Aditi）之子致敬

⑩   Aum Savirte Namaha   向生命的给予者致敬

⑪   Aum Arkaya Namaha   向赐予我们能量的人致敬

⑫   Aum Bhaskaraya Namaha   向指引启蒙者致敬

致敬了 12 遍之后，诵念："Aum Shri Savitru Surya Narayanaya Namaha"
（瑜伽拜日式唱诵）。

完成此拜日式（surya namaskara）的高阶方法

（一）从加强前屈伸展式（uttanasana）跳到四肢支撑式（chaturanga dandasana）

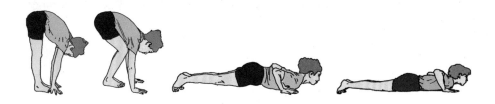

1. 进入加强前屈伸展式（uttanasana）。弯曲膝盖。

2. 呼气，双腿向后跳。放下大腿和躯干进入四肢支撑式（chaturanga dand-asana）。将身体落在地面上休息，然后站起来进入山式（tadasana）。

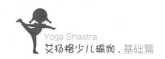

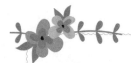

注意

这组循环做起来像俯卧撑。重复练习这组动作，有助于增强肱二头肌。

（二）从四肢支撑式（chaturanga dandasana）到下犬式（adho mukha shvanasana）

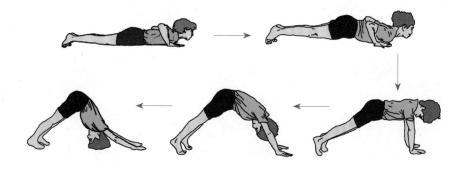

1. 俯卧在地面上。吸气，进入四肢支撑式（chaturanga dandasana）。

2. 呼气，手掌和脚趾压地并且向上抬起臀部。

3. 伸直手臂和双腿。推动头部向下朝向地面，然后进入下犬式（adho mukha shvanasana）。

（三）从下犬式（adho mukha shvanasana）来到四肢支撑式（chaturanga dandasana）

1. 进入下犬式（adho mukha shvanasana）。呼气，压低臀部和躯干朝向地面。

2. 于手肘处弯曲手臂，来到四肢支撑式（chaturanga dandasana），并且使身体与地面平行。

3. 吸气，向上抬起躯干和头部，伸直手臂然后来到上犬式（urdhva mukha shvanasana）。

4. 回到四肢支撑式（chaturanga dandasana）。看向前方并且抬起臀部。呼气，于手肘处弯曲手臂并且朝地面的方向压低胸部，但是不要触地。使身体与地面平行。

5. 从四肢支撑式（chaturanga dandasana）回到下犬式（adho mukha shvanasana）。

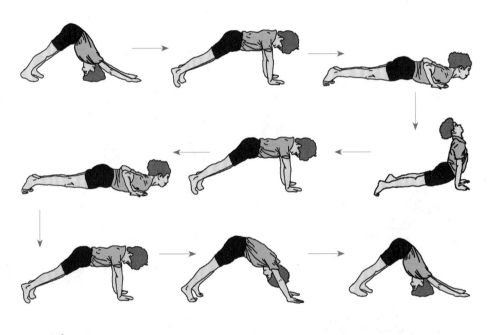

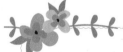

注意

每个体式仅保持3～5秒。快速地一个接一个地做体式。这样通过快速地运动，背部的肌肉将会得到加强。

版本六： 高级拜日式 I（surya namaskara I）

1. 遵循山式（samasthiti）—祈祷式（namaskarasana）—手臂上举式（urdhva Hastasana）—加强前屈伸展式（uttanasana）的顺序。

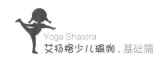
2. 将手掌放在地面上并且双脚向后跳入四肢支撑式（chaturanga dandasana）。

3. 伸直手臂，在上犬式（urdhva mukha shvanasana）中向上抬起躯干。

4. 回到四肢支撑式（chaturanga dandasana）。从四肢支撑式进入下犬式（adho mukha shvanasana）。

5. 从下犬式（adho mukha shvanasana）跳回到加强前屈伸展式（uttanasana），并且以山式（samasthiti）站立。

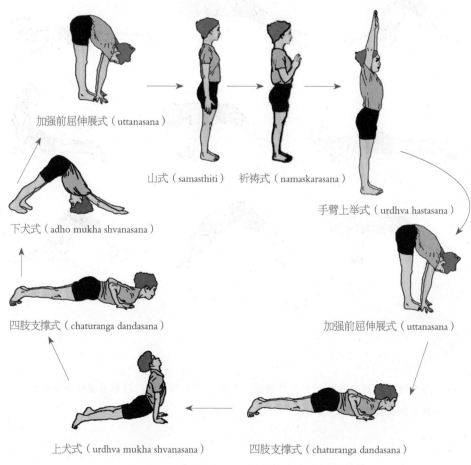

加强前屈伸展式（uttanasana）

山式（samasthiti）　祈祷式（namaskarasana）

手臂上举式（urdhva hastasana）

下犬式（adho mukha shvanasana）

四肢支撑式（chaturanga dandasana）

加强前屈伸展式（uttanasana）

上犬式（urdhva mukha shvanasana）

四肢支撑式（chaturanga dandasana）

版本七：　高级拜日式 II（surya namaskara II）

1. 山式（samasthiti）—祈祷式（namaskarasana）—手臂上举式（urdhva

hastasana）—加强前屈伸展式（uttanasana）—下犬式（adho mukha shvanasana）—四肢支撑式（chaturanga dandasana）—上犬式（urdhva mukha shvanasana）—四肢支撑式（chaturanga dandasana）—下犬式（adho mukha shvanasana）—加强前屈伸展式（uttanasana）—手臂上举式（urdhva hastasana）—祈祷式（namaskarasana）—山式（samasthiti）。

2. 在四肢支撑式（chaturanga dandasana）与加强前屈伸展式（uttanasana）之间来做下犬式（adho mukha shvanasana）能让身体稍稍得到休息并且重获力气，从而可以舒适地做四肢支撑式。

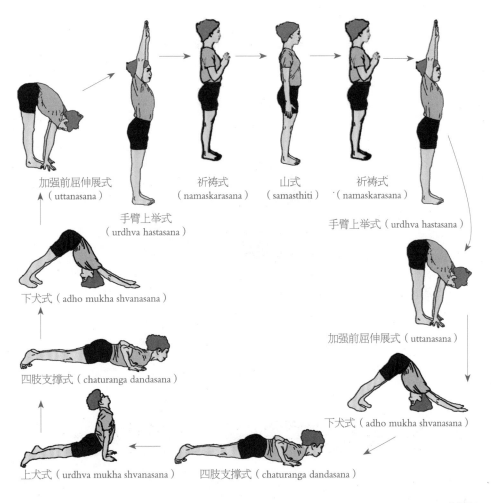

加强前屈伸展式
（uttanasana）

手臂上举式
（urdhva hastasana）

祈祷式
（namaskarasana）

山式
（samasthiti）

祈祷式
（namaskarasana）

手臂上举式（urdhva hastasana）

下犬式（adho mukha shvanasana）

加强前屈伸展式（uttanasana）

四肢支撑式（chaturanga dandasana）

下犬式（adho mukha shvanasana）

上犬式（urdhva mukha shvanasana）

四肢支撑式（chaturanga dandasana）

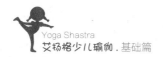

第9课　倒立体式（viparita sthiti）

"viparita"的意思是"倒立"。倒立的身体姿势被称为倒立体式（viparita sthiti）。站立体式和侧伸展体式为倒立体式的学习做好身心准备，消除练习倒立体式的恐惧。

犁式（halasana）

"hala"的意思是"犁"。体式的形状像一个犁。有两种方法来做犁式（halasana）。

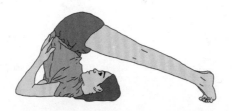

方法一：从仰卧体式开始做犁式（halasana）

1. 平躺在地面上。保持双腿伸直、双脚并拢。

2. 朝着双腿伸展手臂，并把手掌压实在地面上。如图 1 所示。

3. 呼气，弯曲双腿并且将双腿靠近臀部。正常地呼吸两次。如图 2 所示。

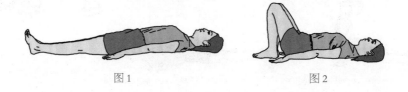

图1　　　　　　　　　　　图2

4. 呼气，抬起臀部并且用手掌支撑它。

5. 将手肘压实在地面上，向上抬起躯干并将手掌放于背部。保持几个正常
   的呼吸。

6. 呼气，将双腿进一步抬高，然后大腿向腹部的方向推动。如图 3 所示。
   压低双脚朝向地面。脚趾定在地面上，然后伸直双腿。

7. 保持膝盖伸直和牢固。

8. 不要倾斜头部。

9. 不要缩脖子。

10. 看着胸部。

11. 保持这个体式 30 秒，正常地呼吸。如图 4 所示。

12. 呼气，弯曲双腿，逐渐减少双掌对背部的支撑并压低背部接近地面。如
    图 5 所示。

13. 伸直双腿并且平躺在地面上。

14. 感受身体和心灵的宁静。

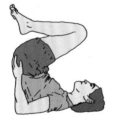 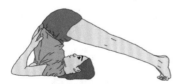 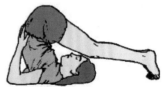

图 3   图 4   图 5

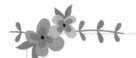

注意

初次尝试时，你可能无法完成这个体式，所以需要多练习几次。每次尝试的时候，
更进一步抬高身体并且推动脚指头接近地面。

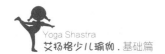
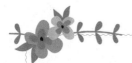

作用

·消除背部僵硬。

·加强腹部肌肉。

·使得身体轻盈。

·使得心态积极、活跃。

方法二：从加强背部伸展式（paschimottanasana）开始做犁式（halasana）

1. 以手杖式（dandasana）坐立。如图 6 所示。

2. 吸气，如在手臂上举式（urdhva hastasana）中一样向上抬起手臂。保持双腿伸直和伸展。如图 7 所示。

3. 呼气，向前弯曲躯干并抓住双脚的外边缘。将头部落于膝盖之上，进入加强背部伸展式（paschimottanasana）。如图 8 所示。

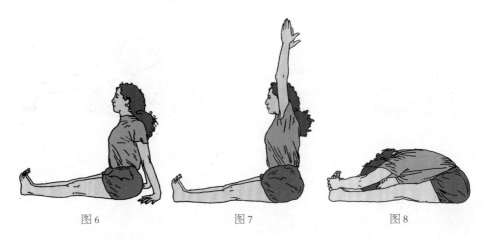

图 6　　　　　　　图 7　　　　　　　图 8

4. 呼气，放松双脚并且向后倾斜。背部向后时，向上抬起双腿。如图 9 所示。

5. 当背部接触到地面的时候，将手臂举过头顶。抬起躯干以推动双脚接近地面。如图 10 所示。

6. 从背后推动身体。不要收缩身体。

7. 将脚指头压实在地面上。现在你就在犁式（halasana）中了。如图 11 所示。

8. 吸气，双腿和身体随着手臂一起抬到空中，然后通过颠倒之前的步骤，快速地回到加强背部伸展式（paschimottanasana）。如图 12 所示。

9. 重复这组体式 6 ~ 8 次。

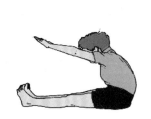 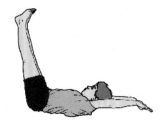

图 9

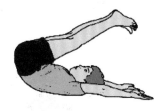 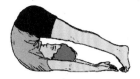 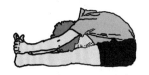

图 10 　　　图 11 　　　图 12

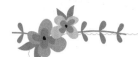

注意

当做从犁式回到加强背部伸展式的体式时，将背部（从肩部向腿部）延长，压低躯干来做加强背部伸展式（paschimottanasana）。

作用

·恢复身体活力。

·消除懒惰。

·使思维敏捷。

·让人愉悦并富有热情。

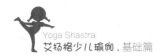
轮式（chakrasana）

"chakra"的意思是"一个车轮"。有些瑜伽体式源于人类制造的工具如犁［犁式（halasana）］、弓［弓式（dhanurasana）］。在这个体式中，身体像一个车轮一样滚动，因此而得名。

方法一：从犁式（halasana）进入轮式（chakrasana）

1. 平躺在地面上。如图 13 所示。
2. 呼气，进入犁式（halasana）。如图 14 所示。

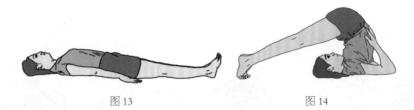

图 13   图 14

3. 将双手举过头顶。如图 15 所示。在膝盖处弯曲双腿。将脚指头固定。
4. 弯曲手臂并将手掌放置于头部两侧，手指指向肩部。如图 16 所示。

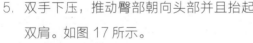

图 15

5. 双手下压，推动臀部朝向头部并且抬起双肩。如图 17 所示。
6. 脚指头压地。
7. 压低臀部并且进一步向上抬起躯干和肩部。如图 18 所示。
8. 抬起头部，压低臀部。这个动作就像翻筋斗一样。如图 19 所示。

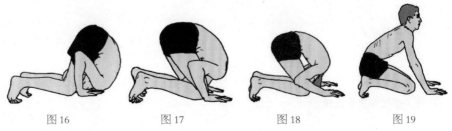

图 16   图 17   图 18   图 19

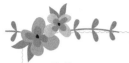

注意

不要向右或者向左倾斜身体。初次尝试时，你可能无法完成这个体式。在每次尝试的时候，推动背部，使其最终能够翻转过去。

作用

·加强腹部的肌肉。

·强化脊椎。

方法 2： 从手杖式（dandasana）进入轮式（chakrasana）

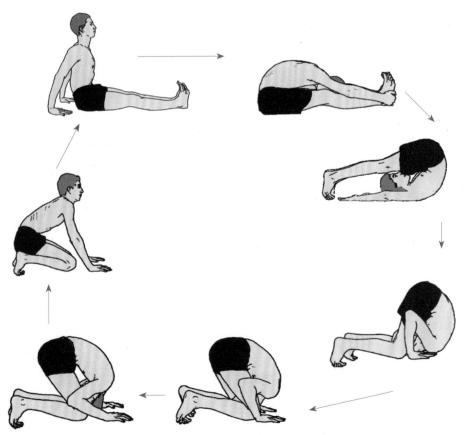

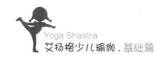

1. 以手杖式（dandasana）坐立。

2. 向上抬起手臂。呼气，伸展躯干，前屈进入加强背部伸展式（paschi-mottanasana）。

3. 立刻向后倾斜，抬起双腿并进入犁式（halasana）。呼吸几次。

4. 保持双脚踩在地面上，同时弯曲双腿和手臂。现在，手掌撑地，手指指向肩部，压实双手并且朝着头部的方向推动臀部。

5. 向上抬起躯干和肩膀。

6. 朝向臀部的方向推动躯干，带动身体接近双腿。抬头并压低臀部。

7. 当你抬头的时候，双腿向前穿过双手，进入手杖式（dandasana）。

8. 重复这些动作6～8次。

9. 所有的动作必须快速连贯地完成。

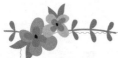

注意

在做这些体式的时候要看着大腿。不要倾斜头部。

作用

·给身体和心灵充电。

·给予人们能量和热情。

支撑头倒立（salamba shirshasana）

"salamba"的意思是"给予支撑"。"shirsha"的意思是"头部"。在这个体式中，练习者立在头上。这个体式也被称为"体式之王"，因为它可以增进脑力。

大脑是我们身体中最重要的器官之一，因为它不仅控制着不同的生理系统，也控制着我们的感官。人类被赋予了特别的能力，例如智慧、辨别力、不同的技能、思考力、意志力、想象力、记忆力等。这一切能力都源于大脑。大脑管理身体及其成分，就如同国王在管理他的王国和国民一样。支撑头倒立（salamba shirshasana）负责我们的大脑并且增进它的能力。因此，它也被称为"体式之王"。

双腿站立时，身体的整个重量不是由腿来支撑的，因为我们的脊椎也在支撑我们。相似地，在支撑头倒立（salamba shirshasana）中，我们也不是将身体的整个重量放于我们的头部，因为有脊椎的支撑。为了站立，我们需要强有力的双腿和脊椎，而做支撑头倒立（salamba shirshasana），我们也需要强有力的双臂和脊椎。练习到目前为止你已经学过的瑜伽体式就能够加强双腿、手臂和脊椎的力量。只有这样，才适合去做支撑头倒立（salamba shirshasana）。

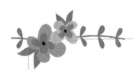

注意

必须在犁式（halasana）之前做支撑头倒立（salamba shirshasana）。

根据以下步骤来学习支撑头倒立（salamba shirshasana）:
1. 半头倒立式（ardha shirshasana）
2. 单腿上伸展头倒立（urdhva prasarita eka pada shirshasana）
3. 支撑头倒立（salamba shirshasana）

半头倒立式（ardha shirshasana）

"ardha"的意思是"一半"。这个体式是半头倒立姿势。

1. 将毛毯折成四折并将它放到地面上靠近墙的地方。
2. 跪于毯子前方。
3. 将手肘放在毛毯上。两肘之间的距离与肩同宽。

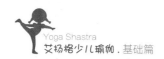
4. 保持双肘与双肩在同一直线上。

5. 伸展你的前臂，保持掌心相对。

6. 手指互相交扣。这个动作叫做交握手印（baddhanguli mudra）。小指接触毛毯，大拇指指向天花板。

7. 交握手印（baddhanguli mudra）离墙 10 ~ 12 厘米。手肘与交握手印（baddhanguli mudra）之间形成一个三脚架。如图 20 所示。

8. 使背部成凹形。

9. 低头，让头顶落在毛毯上，头部后方正好碰到杯状的手掌。

10. 保持头部直立且垂直于地面。不要让前额或者后脑勺落到地面上。如图 21 所示。

11. 将膝盖抬离地面，同时双腿朝里走动，使背部与地面垂直。

12. 将脚指头固定并伸直双腿。

13. 不要使背部靠墙。

14. 手腕下压，抬起肩膀向上。注视前方。如图 22 所示。这就是半头倒立式（ardha shirshasana）。

15. 保持这个体式 30 秒，正常地呼吸。

16. 弯曲双腿但不要落下脊椎，抬起头部。然后以面朝下英雄式（adho mukha virasana）放松。

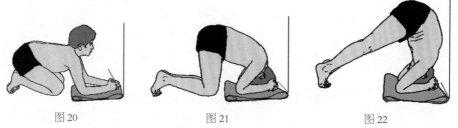

图 20　　　　　　　　图 21　　　　　　　　图 22

单腿上伸展头倒立
（urdhva prasarita eka pada shirshasana）

"urdhva" 的意思是 "向上"。"prasarita" 的意思是 "伸展的"。"eka"

的意思是"单个"。"pada"的意思是"腿"。这个体式是从半头倒立式
（ardha shirshasana）开始抬起单腿向上伸展，因此而得名。

1. 完成半头倒立式（ardha shirshasana）。如图 23 所示。
2. 将手肘、前臂和手腕放在毛毯上，提起并扩展双肩。
3. 左脚脚指头踩实地面。呼吸几次。
4. 呼气，抬起右腿，保持脊椎直立。
5. 伸直双腿。
6. 躯干两侧不要下落，要挺起来。
7. 将右腿尽可能地抬高，并看向前方。如图 24 所示。
8. 以正常的呼吸保持这个体式 10 秒。这就是单腿上伸展头倒立（urdhva prasarita eka pada shirshasana）。

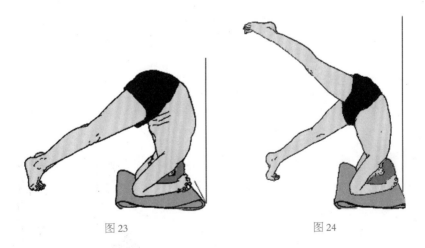

图 23   图 24

9. 呼气，落下右脚，进入半头倒立式（ardha shirshasana）。
10. 抬起左腿，在另一侧重复这个体式。
11. 然后回到半头倒立式（ardha shirshasana）。以面朝下英雄式（adho mukha virasana）放松几秒。

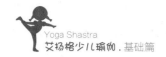

注意

尽管左腿是在地面上的，但是不要将身体的重量放到它上面。尽可能地保持右腿抬高。同样地，当换腿去做的时候，不要将重量放到右脚上面。

支撑头倒立（salamba shirshasana）

1. 完成半头倒立式（ardha shirshasana），提起腰部。如图 25 所示。

2. 双腿走近头部，并轻微地弯曲双腿。

3. 向上伸展肩膀并保持警醒，双腿朝墙的方向向上弹起。

4. 将双脚靠在墙上，分别伸直两条腿。如图 26 所示。

5. 伸展双腿和脊柱，使身体与地面垂直。

6. 保持背部伸直，挺起肩部并看向前方。如图 27 所示。

7. 保持这个体式 60 ~ 100 秒，正常地呼吸。

8. 弯曲双腿，轻轻地将双脚落到地上。

9. 在站立起来之前，以面朝下英雄式（adho mukha virasana）放松几秒。

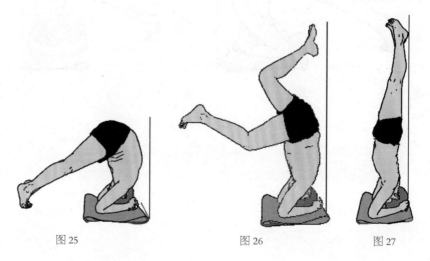

图 25   图 26   图 27

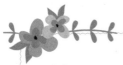

注意

·如果你跳不起来，找人帮忙抬起你的腿。如
　图28所示。

·下来的时候，不要让膝盖磕在地上，这可能
　会损伤膝盖。

·先让双脚接触地面，然后才是膝盖。

作用

·促进脑部供血，使大脑清醒。

·增强脑垂体和松果体的功能。

·治疗感冒、咳嗽、咽喉痛以及背痛。

·消除疲劳和迟钝。

·改善总体健康状况。

·增强智性。

·增强记忆力、想象力和思考能力。

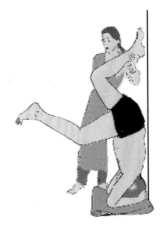

图28

第五部分

习练指南

第 1 课　预备动作

　　人体具备练习各式各样瑜伽体式（asana-s）的能力和智慧。这些预备动作可以通过三种方式来学习。初级：快速完成一连串的动作，有助于我们感应四肢并和学习的瑜伽体式建立联系。中级：这些动作教我们能动地而非机械地运动身体。高级：有节奏地练习复杂的动作，这样能够调整身心以适应瑜伽体式。

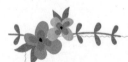

作用

·给予人活力。

·让身体有节奏地运动。

·训练和引导身体、四肢以及心灵正确地行使其功能。

·保持大脑和心灵活跃、清醒和敏锐。

·集中注意力并提高记忆力。

站立完成的动作

初级动作

下列每个动作各做 5 ~ 6 次。

第一阶段　手臂动作：保持双腿以山式（samasthiti）站姿站稳

1. 做手臂上举式（urdhva hastasana，掌心相对）—手臂上举式
   （urdhva hastasana，掌心朝前）

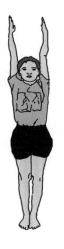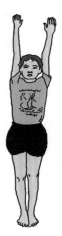

2. 山式（samasthiti）—手臂上举式（urdhva hastasana）—手臂上
   举祈祷式（urdhva namaskarasana）—山式（samasthiti）

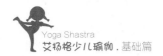

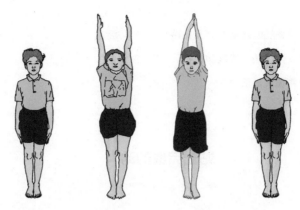

3. 山式（samasthiti）—手臂平举式（parshva hastasana）—手臂上
举祈祷式（urdhva namaskarasana）—山式（samasthiti）

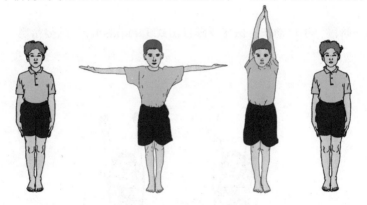

4. 山 式（samasthiti）—上 举 手 指 交 扣 式（urdhva baddhangul-
yasana）—山式（samasthiti）

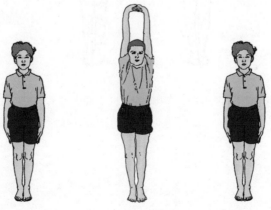

第二阶段　屈腿完成的手臂动作

1. 山式（samasthiti）—手臂上举祈祷式（urdhva namaskara-
   sana）—幻椅式（utktasana）—手臂上举祈祷式（urdhva
   namaskarasana）—山式（samasthiti）

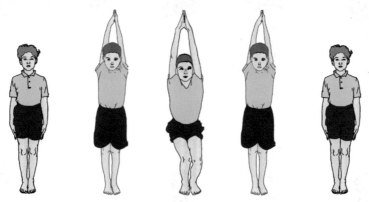

膝关节和肘关节参与的手臂动作

鹰王式（garudasana）中的手臂动作

2. 山式（samasthiti）—鹰王式（garudasana，左手环绕右手）—山
   式（samasthiti）—鹰王式（garudasana，右手环绕左手）—山式
   （samasthiti）

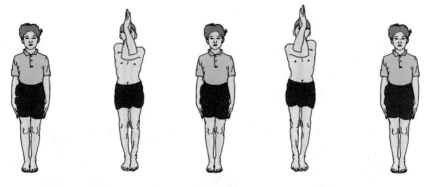

鹰王式（garudasana）中腿部的动作

3. 山式（samasthiti）—鹰王式（garudasana，右腿环绕左腿）—山
   式（samasthiti）—鹰王式（garudasana，左腿环绕右腿）—山式

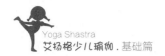

（samasthiti）

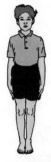 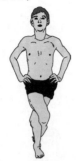 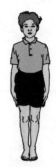 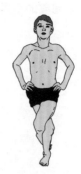 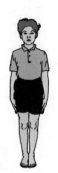

手臂动作和腿部动作一起

4. 山式（samasthiti）—鹰王式（garudasana，右侧）—山式（samasthiti）—鹰王式（garudasana，左侧）—山式（samasthiti）

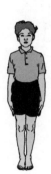 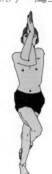 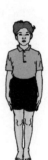 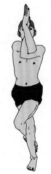 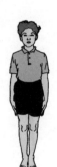

屈膝、屈骨盆关节连同手臂动作一起

5. 山式（samasthiti）—手臂上举式（urdhva hastasana）—幻椅式（utktasana）—加强前屈伸展式（uttanasana）—幻椅式（utktasana）—手臂上举式（urdhva hastasana）—山式（samasthiti）

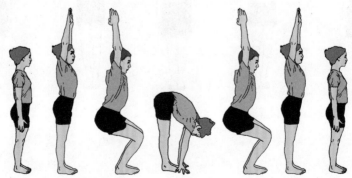

屈膝、屈骨盆关节连同手臂动作一起

6. 山式（samasthiti）—树式（vrikshasana）的腿部（右）—祈祷
式（namaskarasana）中的手臂上举—山式（samasthiti）—树式
（vrikshasana）的腿部（左）—祈祷式（namaskarasana）中的手
臂上举—山式（samasthiti）

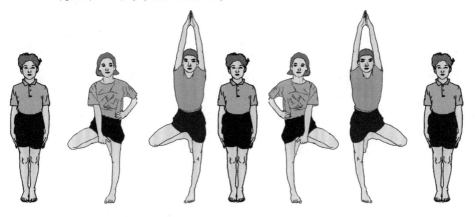

第三阶段　伸展腿部，并转动髋关节跳跃

1. 山式（samasthiti）—四肢伸展式（utthita hasta padasana）—山式
（samasthiti）

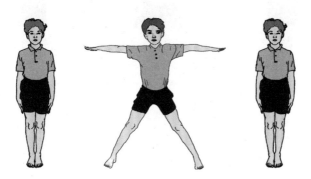

山式（samasthiti）站立。将手靠近胸部，弯曲双腿，然后跳跃使得
两腿分开的距离刚刚好，并且一次性将脚放好。同时手也要摆到四肢伸展式
（utthita hasta padasana）的准确位置。跳回山式（samasthiti）。

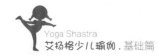

2. 山式（samasthiti）—四肢伸展式（utthita hasta padasana）—向上
   敬礼式（prasarita pada urdhva namaskarasana）—四肢伸展式
   （utthita hasta padasana）—山式（samasthiti）

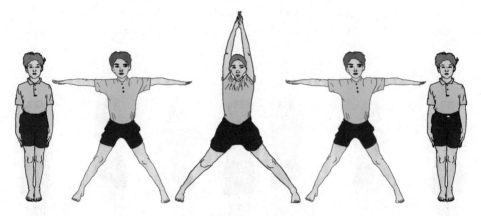

3. 山式（samasthiti）—向上敬礼式（prasarita pada urdhva nama-
   skarasana）—山式（samasthiti）

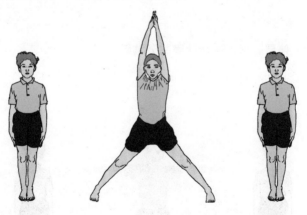

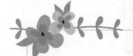

注意

你可以将双臂举过头顶来合掌，即双手合十（namaskara mudra）。但是，两手
合掌的力气要相等。

第四阶段 跳跃并转动髋关节和腿

1. 山式（samasthiti）—四肢伸展式（utthita hasta padasana）—四肢侧伸展式（parshva hasta padasana，向右）—四肢伸展式（utthita hasta padasana）—山式（samasthiti）

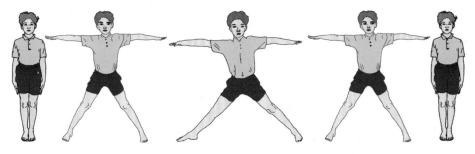

2. 山式（samasthiti）—四肢伸展式（utthita hasta padasana）—四肢侧伸展式（parshva hasta padasana，向左）—四肢伸展式（utthita hasta padasana）—山式（samasthiti）

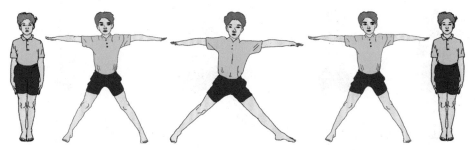

3. 山式（samasthiti）—四肢侧伸展式（parshva hasta padasana，向右）—山式（samasthiti）—四肢侧伸展式（parshva hasta padasana，向左）—山式（samasthiti）

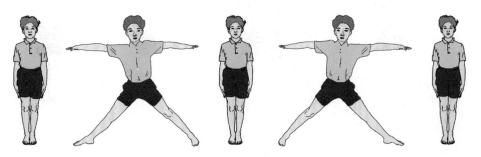

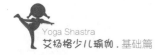

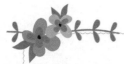

注意

跳跃的同时转动髋关节和腿部。

4. 山式（samasthiti）—四肢伸展式（utthita hasta padasana）—向
上敬礼式（prasarita pada urdhva namaskarasana）—转动躯
干（向右）—四肢伸展式（utthita hasta padasana）—向上敬礼式
（prasarita pada urdhva namaskarasana）—转动躯干（向左）—
山式（samasthiti）

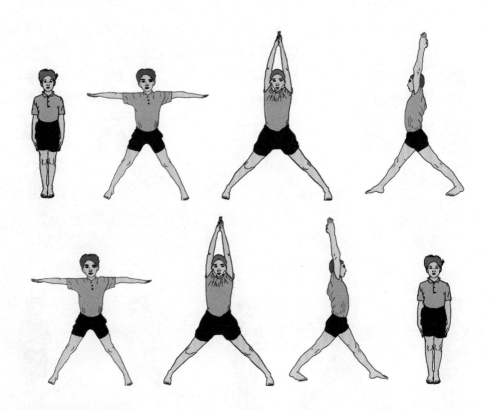

5. 同样的动作右和左交替着进行。

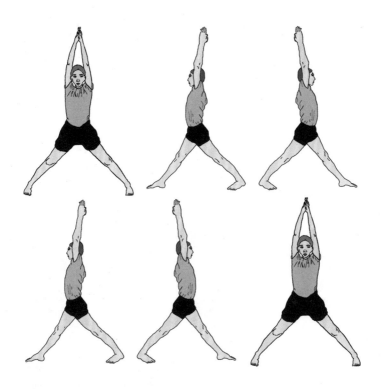

第五阶段　跳跃，转动以及屈腿

1. 山式（samasthiti）—四肢伸展式（utthita hasta padasana）—四肢侧伸
   展式（parshva hasta padasana，向右）—战士式Ⅱ（virabhdrasana
   Ⅱ，向右）—四肢侧伸展式（parshva hasta padasana，向右）—四
   肢伸展式（utthita hasta padasana）—山式（samasthiti）

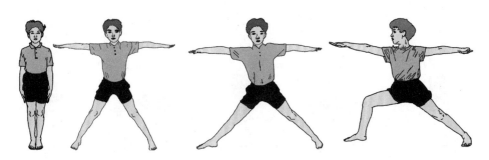

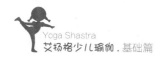
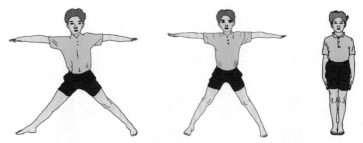

2. 山式（samasthiti）—四肢伸展式（utthita hasta padasana）—四肢侧伸展式（parshva hasta padasana，向左）—战士式Ⅱ（virabhdrasana Ⅱ，向左）—四肢侧伸展式（parshva hasta padasana，向左）—四肢伸展式（utthita hasta padasana）—山式（samasthiti）

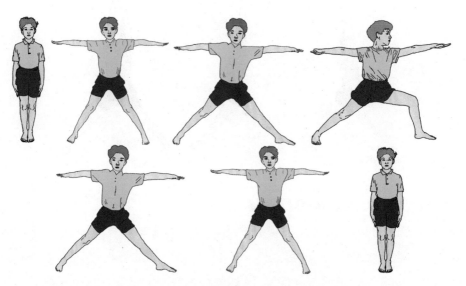

3. 山式（samasthiti）—战士式Ⅱ（virabhdrasana Ⅱ）—山式（samasthiti）跳跃的同时转动髋关节、踝关节并弯曲膝关节。

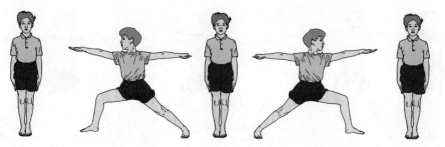

第六阶段　转动髋关节、踝关节并且伸展骨盆关节的一侧

1.　山式（samasthiti）—四肢伸展式（utthita hasta padasana）—四肢
　　侧伸展式（parshva hasta padasana，向右）—三角伸展式（utthita
　　trikonasana，向右）—四肢侧伸展式（parshva hasta padasana，向
　　右）—四肢伸展式（utthita hasta padasana）—山式（samasthiti）

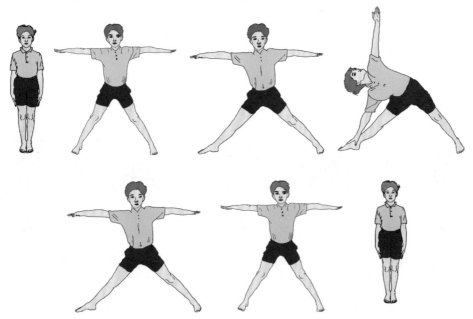

2.　山式（samasthiti）—四肢伸展式（utthita hasta padasana）—四肢
　　侧伸展式（parshva hasta padasana，向左）—三角伸展式（utthita
　　trikonasana，向左）—四肢侧伸展式（parshva hasta padasana，向
　　左）—四肢伸展式（utthita hasta padasana）—山式（samasthiti）

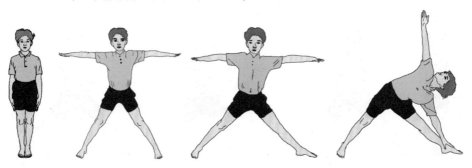

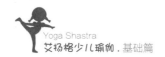

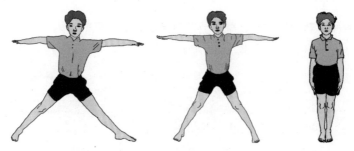

3. 山式（samasthiti）—三角伸展式（utthita trikonasana，向右）—山式
（samasthiti）—三角伸展式（utthita trikonasana，向左）—山式（samasthiti）

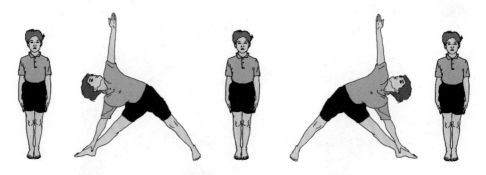

4. 跳起来并转动髋关节、踝关节，并且同时完成侧伸展。

第七阶段 用骨盆关节和髋关节来转动臀部

1. 山式（samasthiti）—四肢伸展式（utthita hasta padasana，双手叉
腰）—转向右侧—四肢伸展式（utthita hasta padasana，双手叉腰）—
转向左侧—四肢伸展式（utthita hasta padasana，双手叉腰）—山式
（samasthiti）

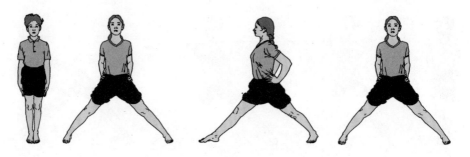

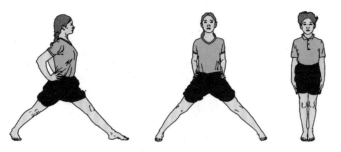

2. 和前面的动作是一样的，只是手臂是像手臂上举祈祷式（urdhva namaskarasana）中一样向上伸展的，双手不叉腰。

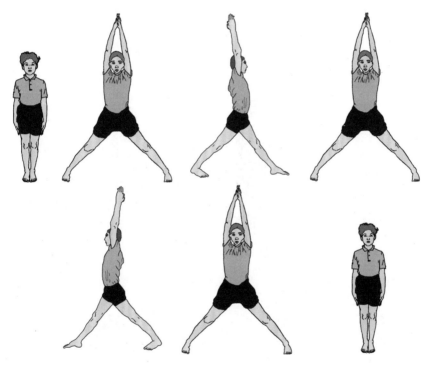

中级动作

第八阶段

1. 山式（samasthiti）站立。

保持左手叉腰，然后向前伸展右手臂，与肩部保持在一条直线上。

263

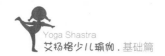
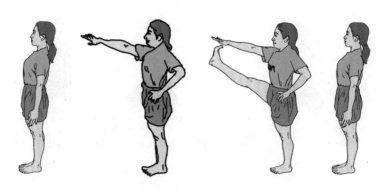

保持左腿是伸直的。将右腿抬起来，左脚触碰右掌。

2. 换到另一边来做这个动作，保持右手叉腰，然后向前伸展左手臂，与肩部保持在一条直线上。保持右腿稳定，然后用左脚来触碰左手掌。

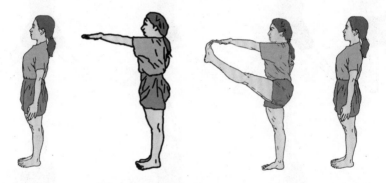

3. 交换双腿和手臂来做这个触碰的动作。

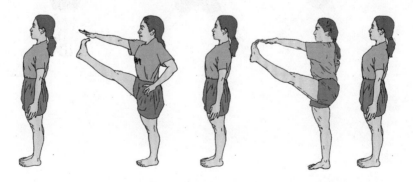

4. 现在做相反的腿和手臂动作。

山式（samasthiti）站立。保持右手叉腰，然后向前伸展左臂，与肩部保持在一条直线上。保持左腿的稳定，然后抬起右脚来触碰自己的左手掌。

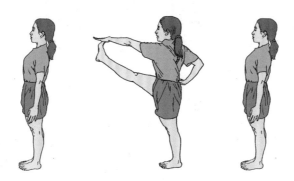

5. 换到另一边来做这个动作，即抬起左脚来触碰右手掌。

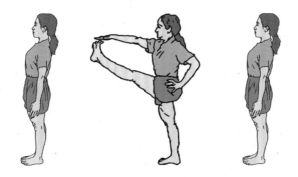

6. 分别交换抬右腿和左腿，每次抬起不同的手臂。

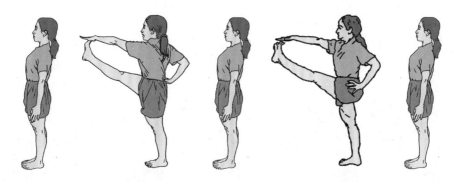

7. 山式（samasthiti）站立。保持左手叉腰。向一侧伸展右手臂，并与肩部成一条直线。向侧边抬起右腿，右脚触碰右手掌。

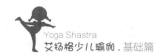
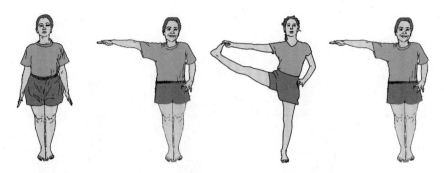

8. 换到另一边来做这个动作，即抬起左腿，左脚触碰左手掌。

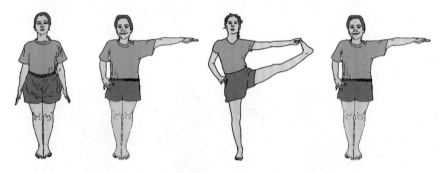

高级动作

第九阶段

1. 山式（samasthiti）—手臂上举式（urdhva hastasana）—右腿抬
   起—手臂上举式（urdhva hastasana）—山式（samasthiti）

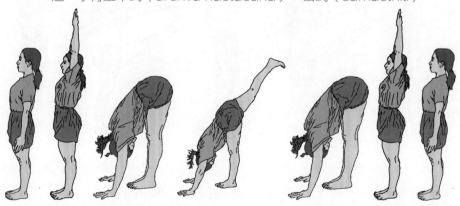

保持山式（samasthiti）站立。

做手臂上举式（urdhva hastasana）。向前伸展躯干进入加强前屈伸展式
（uttanasana）。将手掌稍微放于双腿前方一些，这样你才可以将手掌放在地
面上。现在压实手掌，然后向上抬起右腿，朝向天花板。然后放下来。做这组
动作 3 次。

2. 手臂上举式（urdhva hastasana）—左腿抬起—手臂上举式
   （urdhva hastasana）—山式（samasthiti）

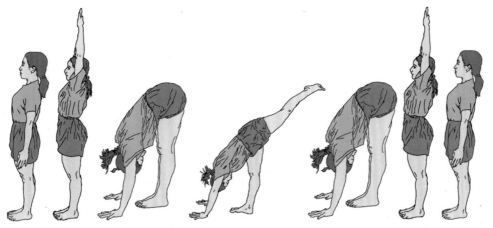

重复这组动作 3 次。然后，交替步骤 1 和 2 做 3 个循环。

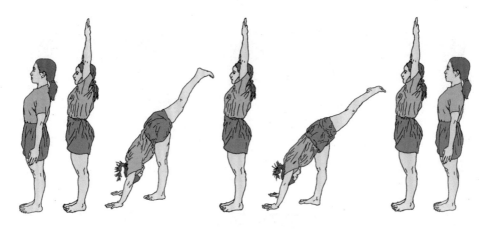

3. 山式（samasthiti）—同时抬起右腿和右手臂—加强前屈伸展式
   （uttanasana）—向上抬起左腿—山式（samasthiti）

267

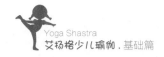
　　山式（samasthiti）站立。同时抬起右腿和右手臂，然后用右脚去触碰右手掌。进入加强前屈伸展式（uttanasana）。然后迅速向上抬起左腿。放下左腿，然后以山式（samasthiti）站立。

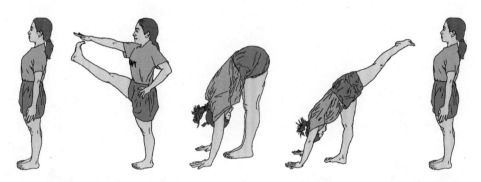

重复做这组动作 3 次。然后换到左边来做这组动作。

4. 山式（samasthiti）站立。同时抬起左腿和左手臂，然后用左脚来触碰左手掌。进入加强前屈伸展式（uttanasana）。然后迅速向上抬起右腿。放下右腿，然后以山式（samasthiti）站立。

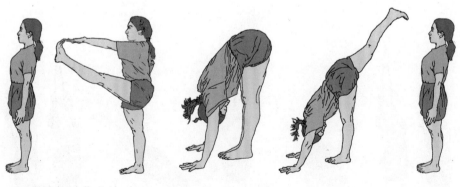

做这组动作 3 次。

坐立完成的动作

　　在坐立体式中，记住不仅要坐得端正，还要像前面的体式章节所阐述的那样，准确地完成体式动作。手杖式（dandasana）是坐立体式中最基本的姿势。有时候无须回到这个体式就可以改变腿部姿势。

用手来帮助腿部保持在正确的位置上。

初级动作

将所有的动作做 3 ~ 4 次

第一阶段

1. 从手杖式（dandasana）开始，右腿分别以头碰膝式（janu shirshasana）、莲花式（padmasana）、英雄式（virasana）、圣哲玛里奇式（marichyasana）中不同的姿势来摆放。然后换到左边来重复这组动作。

i).

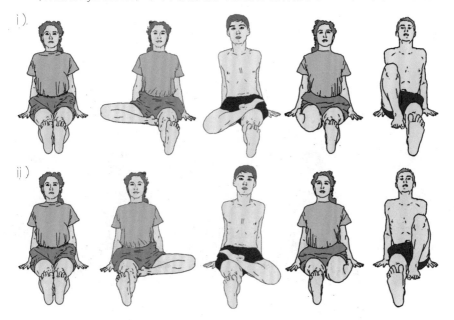

iii ）按不同的排列和组合来做上述体式。

2. 手杖式（dandasana）—右腿莲花式（padmasana）—圣哲玛里奇式 Ⅱ（marichyasana Ⅱ）（只做腿部动作）。换到左边重复这组动作。

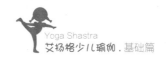
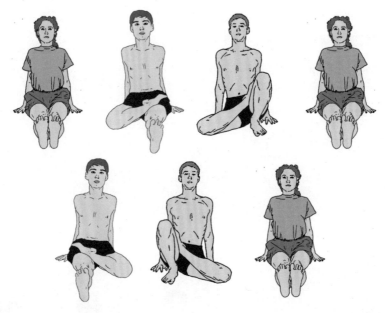

你可以左右快速交替来做这组动作。

3. 手杖式（dandasana）—巴拉瓦伽式 I（bhardvajasana I）（只是坐姿部分）。

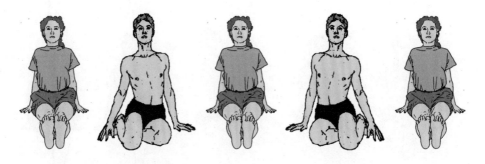

你可以左右快速交替来做这组动作。

4. 手杖式（dandasana）—巴拉瓦伽式 II（bhardvajasana II）（只是坐姿部分）。

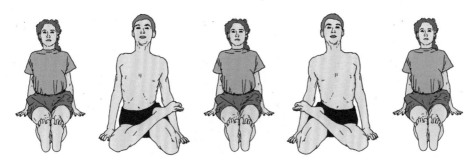

你可以左右快速交替来做这组动作。

中级动作

第二阶段

1. 花环式（malasana）—巴拉瓦伽式 I（bhardvajasana I）—花环式（malasana）

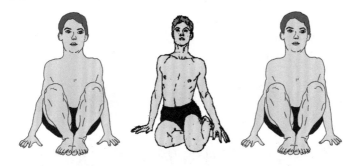

① 进入花环式（malasana）。

② 轻微地压低膝盖，将双脚放到臀部左边进入巴拉瓦伽式 I（bhardvajasana I）。

③ 坐直并且挺起脊柱。

④ 抬起膝盖，进入花环式（malasana）。

⑤ 换到右边来完成这组动作。

2. 英雄式（virasana）—巴拉瓦伽式 I（bharadvajasana I）—英雄式（virasana）

271

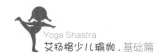

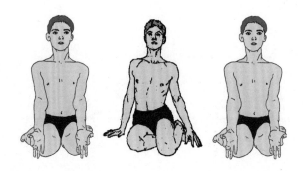

① 以英雄式（virasana）坐立。

② 像手杖式（dandasana）中那样放置手臂，抬起臀部，将右腿向左边移动，将左脚放在右脚上面。

③ 现在，你进入了巴拉瓦伽式Ⅰ（bharadvajasana Ⅰ）。

④ 抬起臀部，将右腿向右腿移动，以英雄式（virasana）坐立。

⑤ 换到左边来完成这组动作。

3. 花环式（malasana）—英雄式（virasana）—巴拉瓦伽式Ⅱ（bha-radvajasana Ⅱ）

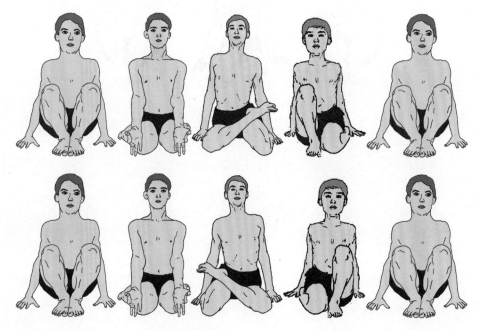

① 进入花环式（malasana）。

② 翻转脚指头，进入英雄式（virasana）。

③ 松开右腿，以莲花式（padmasana）的姿势来放它。现在你进入了巴拉瓦伽式 II（bhardvajasana II）。

④ 松开做莲花式（padmasana）的腿，像圣哲玛里奇式（marichyasana）中的姿势一样来保持它。

⑤ 松开英雄式（virasana）的腿，然后做花环式（malasana）。

⑥ 再一次翻转脚指头，进入英雄式（virasana）。

⑦ 再换到另一边来做这组动作。

4. 手杖式（dandasana）—巴拉瓦伽式 I（bhardvajasana I）—巴拉瓦伽式 II（bhardvajasana II）

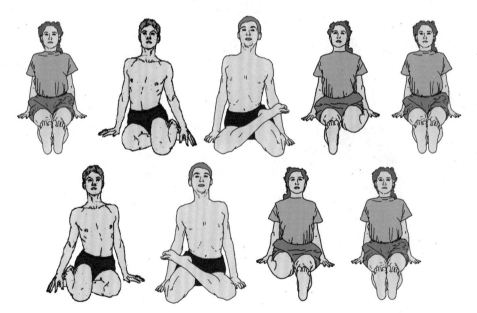

① 以手杖式（dandasana）坐立。

② 将双腿放到臀部左侧，以巴拉瓦伽式 I（bhardvajasana I）坐立。

③ 将右腿叠放到左大腿上，像莲花式（padmasana）中一样。

④ 现在你进入了右侧的巴拉瓦伽式 II（bhardvajasana II）。

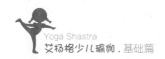
⑤ 首先松开以莲花式（padmasana）姿势摆放的腿，然后再松开英雄式
（virasana）的腿。

⑥ 以手杖式（dandasana）坐立。

⑦ 再换到另一边来做这组动作。

5. 花环式（malasana）—巴拉瓦伽式Ⅰ（bhardvajasana Ⅰ）—巴拉
瓦伽式Ⅱ（bharadvajasana Ⅱ）

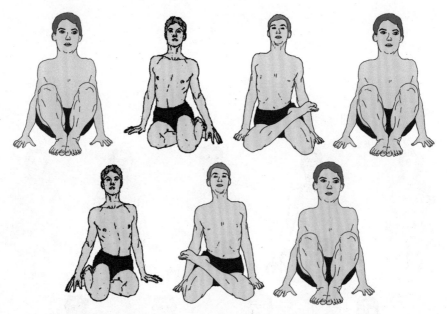

① 进入花环式（malasana）。将双腿放到臀部左侧，以巴拉瓦伽式Ⅰ
（bhardvajasana Ⅰ）坐立。

② 放松右腿，然后将它放于左大腿之上，如莲花式（padmasana）中
一样。

③ 现在你进入了巴拉瓦伽式Ⅱ（bharadvajasana Ⅱ）。

④ 松开以莲花式（padmasana）姿势摆放的腿，然后进入花环式
（malasana）。

⑤ 将双腿放到臀部右侧，然后以巴拉瓦伽式Ⅰ（bhardvajasana Ⅰ）坐立。

⑥ 现在松开左腿，然后将它放于右大腿之上，如莲花式（padmasana）中

一样。

⑦ 现在你回到了巴拉瓦伽式 Ⅱ（bhardvajasana Ⅱ）。

⑧ 松开莲花式（padmasana）的腿，然后进入花环式（malasana）。

高级动作

第三阶段　快速连贯地完成一系列不同类型的瑜伽体式

1. 山式（samasthiti）—花环式（malasana）—手杖式（dand-asana）—
   花环式（malasana）—山式（samasthiti）

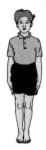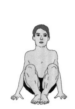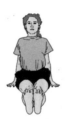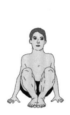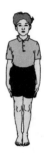

2. 山式（samasthiti）—加强前屈伸展式（uttanasana）—下犬
   式（adho mukha shvanasana）—三角伸展式（utthita trikon-
   asana）—下犬式（adho mukha shvanasana）—加强前屈伸展式
   （uttanasana）—山式（samasthiti）

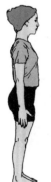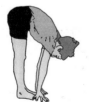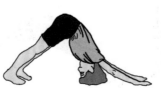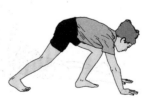

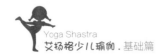
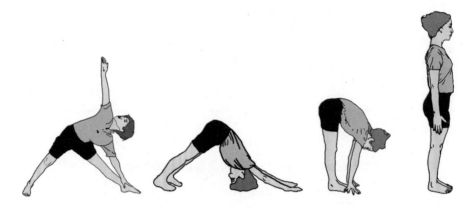

3. 山式（samasthiti）—加强前屈伸展式（uttanasana）—下犬式
（adho mukha shvanasana）—手杖式（dandasana）

从下犬式（adho mukha shvanasana）跳入手杖式（danda-sana）
时，可以折一下双腿，将它们带向前，穿过两臂，然后伸直进入手杖式
（dandasana）。

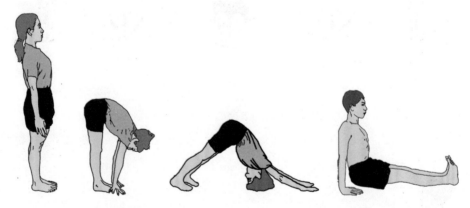

4. 上犬式（urdhva mukha dhvanasana）—加强前屈伸展式（uttanasana）

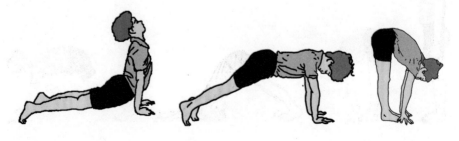

5. 手杖式（dandasana）—花环式（malasana）—下犬式（adho mukha shvanasana）—上犬式（urdhva mukha shvanasana）—加强前屈伸展式（uttanasana）

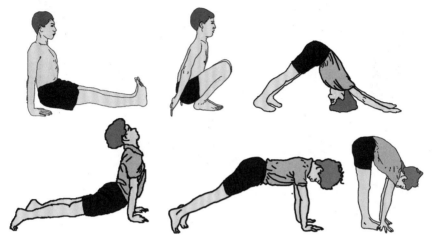

6. 四肢支撑式（chaturanga dandasana）—上犬式（urdhva mukha shvanasana）—加强前屈伸展式（uttanasana）

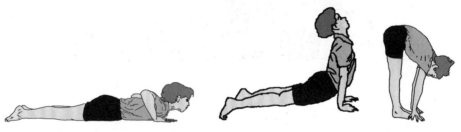

7. 骆驼式（ushtrasana）—英雄式（virasana）—花环式（malasana）—山式（samasthiti）

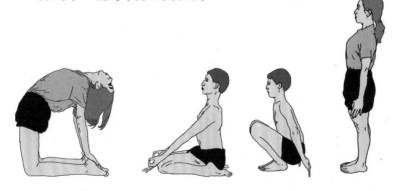

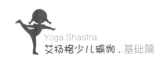

8. 山式（samasthiti）— 花环式（malasana）—巴拉瓦伽式 I
   （bharadvajasana I）—花环式（malasana）—山式（samasthiti）

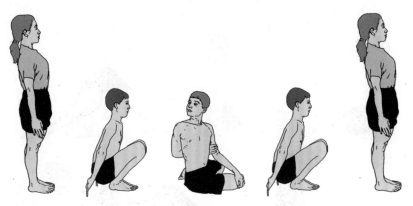

9. 加强背部伸展式（paschimottanasana）—犁式（halasana）—花环
   式（malasana）

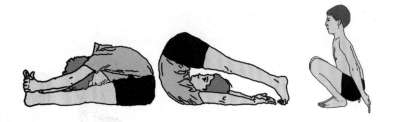

第2课　瑜伽体式习练序列

在上一课中，瑜伽体式序列被分成了三个部分，分别是初级、中级和高级部分。

瑜伽体式需要按顺序完成，也就是需按瑜伽体式习练序列（vinyasa krama）来完成。"vi"的意思是"分开"，"nyasa"的意思是"放置或放下"。瑜伽体式习练序列是一种安排方式或是一种合适的部署方法。这种方法有始有终，井然有序，还是可实践的。

首先从简单的瑜伽体式习练序列（vinyasa krama）开始。

初级序列

所有的站立体式
拜日式（surya namaskara）版本一~四
所有的坐立体式
所有的前伸展体式
盘绕体式
所有的扭转体式
仰卧体式
摊尸式（shavasana）

中级序列1

三角伸展式（utthita trikonasana）
侧角伸展式（utthita parsvakonasana）
战士式I（virabhadrasana I）
战士式II（virabhadrasana II）
加强前屈伸展式（uttanasana）
双角式（prasarita padottanasana）
下犬式（adho mukha shvanasana）
四肢支撑式（chaturanga dandasana）
上犬式（urdhvamukha shvanasana）
拜日式（surya namaskara）版本五
加强背部伸展式（paschimottanasana）
前屈束角式（adho mukha baddhakonasana）

中级序列1（续）

花环式I（malasana I）
圣哲玛里奇式I（marichyasana I）
拉弓式（akarna dhanurasana）
巴拉瓦伽式I（bharadvajasana I）
巴拉瓦伽式II（bharadvajasana II）
犁式（halasana）
摊尸式（shavasana）

中级序列2

拜日式（surya namaskara）版本五中高阶动作
树式（vrikshasana）
三角伸展式（utthita trikonasana）
侧角伸展式（utthita parsvakonasana）
战士式I（virabhadrasana I）
战士式II（virabhadrasana II）
加强前屈伸展式（uttanasana）
双角式（prasarita padottanasana）
下犬式（adho mukha shvanasana）
加强背部伸展式（paschimottanasana）
前屈束角式（adho mukha baddhakonasana）

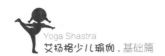
中级序列 2（续）

花环式 I（malasana I）
圣哲玛里奇式 II（marichyasana II）
仰卧英雄式（supta virasana）
鱼式（matsyasana）
拉弓式（akarna dhanurasana）
巴拉瓦伽式 I（bharadvajasana I）
巴拉瓦伽式 II（bharadvajasana II）
加强背部伸展式（paschimottanasana）—
犁式（halasana）
摊尸式（shavasana）

高级序列 1

三角伸展式（utthita trikonasana）
侧角伸展式（utthita parsvakonasana）
战士式 I（virabhadrasana I）
战士式 II（virabhadrasana II）
加强前屈伸展式（uttanasana）
双角式（prasarita padottanasana）
下犬式（adho mukha shvanasana）
拜日式（surya namaskara）版本 6
加强背部伸展式（paschimottanasana）
前屈束角式
（adho mukha baddhakonasana）
花环式 I（malasana I）
圣哲玛里奇式 II（marichyasana II）
仰卧英雄式（supta virasana）
鱼式（matsyasana）
拉弓式（akarna dhanurasana）
巴拉瓦伽式 I（bharadvajasana I）
巴拉瓦伽式 II（bharadvajasana II）
半头倒立式（ardha shirshasana）
单腿上伸展头倒立（urdhva prasarita eka
pada shirshasana）

高级序列 1（续）

眼镜蛇式（bhujangasana）
上犬式（urdhva mukha shvanasana）
骆驼式（ushtrasana）
弓式（dhanurasana）
鱼式（matsyasana）
犁式（halasana）—轮式（chakrasana）
加强背部伸展式（paschimottanasana）—犁
式（halasana）
摊尸式（shavasana）

高级序列 2

拜日式（surya namaskara）版本 7 所有的站
立瑜伽体式
支撑头倒立（salamba shirshasana）
后弯体式
扭转体式
手杖式（dandasana）—
轮式（chakrasana）
加强背部伸展式（paschimottanasana）
前屈束角式
（adho mukha baddhakonasana）
花环式 I（malasana I）
圣哲玛里奇式 II（marichyasana II）
摊尸式（shavasana）

高级序列 3

现在继续进行高级瑜伽体式习练序列（vinyasa krama）。这是一组井然有序的、可实践的混合瑜
伽体式练习序列。

举例如下：

1）山式（samasthiti）— 加 强 前 屈 伸 展 式（uttanasana）— 下 犬 式（adho mukha
shvanasana）—幻椅式（utkatasana）—骆驼式（ushtrasana）—面朝下英雄式（adho
mukha virasana）。从这里开始倒回到山式（samasthiti）。

2）加强前屈伸展式（uttanasana）—下犬式（adho mukha shvanasana）—双角式（prasarita padottanasana）—加强背部伸展式（paschimottanasana）—面朝下英雄式（adho mukha virasana）—支撑头倒立（salamba shirshasana）。从这里开始倒回到山式（samasthiti）。

3）加强背部伸展式（paschimottanasana）—骆驼式（ushtrasana）—加强背部伸展式（paschimottanasana）—上犬式（urdhva mukha shvanasana）—弓式（dhanurasana）—加强背部伸展式（paschimottanasana）

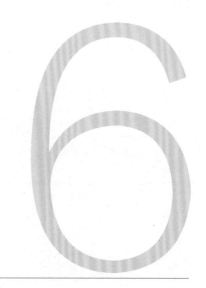

| 第六部分 |

作业

第一部分： 第1课

问答

是谁开辟了宇宙？为什么？

_____

_____

_____

_____

第一个提出瑜伽的人是谁？

_____

_____

_____

_____

古代圣哲都有哪些?

_____

_____

_____

_____

瑜伽之原则是在哪里被发现的?

_____

_____

_____

_____

圣哲帕坦伽利（Patanjali）在瑜伽领域的贡献是什么?

_____

_____

_____

_____

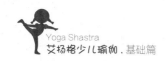
第一部分： 第₂课

问答

修行（sadhana）的含义是什么？

_____

_____

瑜伽修行所需的品质有哪些？

_____

_____

什么是八支瑜伽？谁对它进行了阐述？

_____

_____

为什么说八支瑜伽如同衣服一般？

_____

_____

练习八支瑜伽有什么作用？

_____

_____

解释下列词语的意思

sadhana _____   ashta   _____

anga   _____   ashtanga yoga _____

yama   _____   niyama   _____

asana   _____   pranayama   _____

pratyahara   _____   dharana   _____

dhyana   _____   samadhi   _____

第一部分： 第 3 课

请连线进行配对

禁制（yama）	花朵
劝制（niyama）	树叶
体式（asana）	树干
调息（pranayama）	树根
制感（pratyahara）	果实
专注（dharana）	树枝
冥想（dhyana）	树皮
三摩地（samadhi）	树液

问答

为什么说瑜伽像一棵大树?

_____

_____

写出瑜伽之树（yoga vriksha）分支的功能与成长情况。

_____

_____

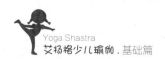
第二部分： 第1课

问答

根据圣哲帕坦伽利所说，瑜伽修行者该如何遵循禁制（yama）的五项原则？

_____

_____

练习各禁制（yama）的作用的是什么？

_____

_____

第二部分： 第2课

问答

瑜伽的第三分支是什么？

_____

_____

人们可以通过练习它来获得什么？

_____

_____

为什么 asana 被称为瑜伽体式？

_____

_____

给"瑜伽体式（asana）"下一个定义

_____

_____

体式（asana）是怎么形成的？

_____

_____

列举三个从非生物和人造工具中得来的体式。

_____

_____

列举出五个模仿不同动物的体式。

_____

_____

列举出三个献给神明的体式。

_____

_____

写出与毗湿奴（Vishnu）或者他的化身有关的体式。

_____

_____

总共有多少种体式？

_____

_____

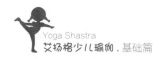
通过练习瑜伽体式，圣哲们意识到了什么？

_____

_____

在做瑜伽体式时所需的技巧有哪些？

_____

_____

简要归纳出练习瑜伽体式的作用。

_____

_____

"身体谓吾之庙宇，体式谓吾之祈祷。"这句话是谁所说？

_____

_____

写出下列瑜伽体式的名称和所属分类

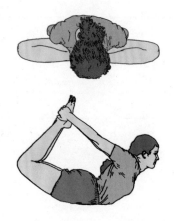
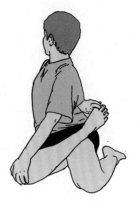

第二部分： 第 3 课

问答

简要阐述普拉那（prana）。
_____

_____

在我们的生活中普拉那（prana）的重要性有哪些？
_____

_____

简要阐述调息（pranayama）及其作用。
_____

_____

四肢、舌头、眼睛、耳朵、大脑和普拉那（prana）之间发生了什么争论？
_____

_____

神明梵天（Brahma）给出的建议是什么？
_____

_____

当普拉那（prana）离开身体之后，发生了什么？
_____

_____

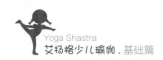

当普拉那（prana）回到身体之后，发生了什么？

_____

_____

什么是生命之轮的中心？

_____

_____

写出屏息（kumbhaka）的两种类型，并说明它们的含义。

_____

_____

写出下列词语的含义

      puraka _____   rechaka _____

      kumbhaka _____

第二部分： 第 4 课

问答

什么是瑜伽的第五分支？它的含义是什么？

_____

_____

圣雄甘地（Gandhiji）从著名的三只猴子那学到了什么？

_____

_____

制感（pratyahara）教会了我们什么？

_____

_____

写出两种感官知觉（jnanendriya）。

_____

_____

写出两种行动器官（karmendriya）。

_____

_____

因陀罗（Indra）国王安排了怎样一场舞台演出？

_____

_____

乌龟展示了什么才艺？

_____

_____

乌龟是如何在神庙中占有一席之地的？这个故事告诉我们什么？

_____

_____

你从制感（pratyahara）这一节中学到了什么？

_____

_____

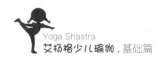
第三部分和第四部分

问答

任意说出我们人体的三个系统。

_____

_____

骨骼有哪些作用？

_____

_____

什么是关节？说出身体中不同类型关节的名称。

_____

_____

写出身体中不同类型肌肉的名称。

_____

_____

为什么练习瑜伽体式十分重要呢？

_____

_____

填空

1. 圣哲帕坦伽利所写的一本名著叫做 _____ 。

2. 瑜伽的意思是 _____ 。

3. 八支瑜伽是生活的 _____ 。

4. 八支瑜伽就 _____ _____ 。
   这些 _____ 共同形成了瑜伽的 _____ 。

5. 练习八支瑜伽的作用有 _____ , _____ , _____ 。

6. 在双角式（prasarita padottanasana）中，你的脚是 _____ 。

7. 在加强前屈伸展式（uttanasana）中，你的脚是 _____ 。

8. 在圣哲玛里奇式 Ⅱ（marichyasana Ⅱ）中，一条腿是像在 _____
   中一样，然后另一条腿是像在 _____ 中一样。

9. 背部前屈伸展坐式（ugrasana）又被称为 _____ 。

10. 八支瑜伽的八个分支分别是 _____ , _____ , _____ ,
    _____ , _____ , _____ , _____ 。

11. 无论是依靠脚、头还是身体的其他部分，每个瑜伽体式都应该做得十分
    _____ 。

12. _____ 是生命的原则。

13. 那些懂得控制 _____ 和 _____ 的人往往比较受欢迎。

14. 五种禁制（yama-s）分别是 _____ , _____ , _____ ,
    _____ , _____ 。

15. 五种劝制（niyama-s）分别是 _____ , _____ , _____ ,
    _____ , _____ 。

16. 站立体式以及侧伸展体式使身心能够 _____ 学会 _____ 以及
    毫无畏惧地完成它们。

17. _____ 是"瑜伽体式之王"。

18. 人类的身体由 _____ , _____ , _____ 和 _____
    通道组成。

19. 在我们的身体中，_____ 作为领队，_____ 作为队员。

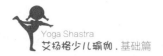

写出骨骼系统的组成部分　　　写出重要的肌肉名称

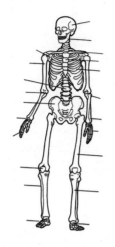 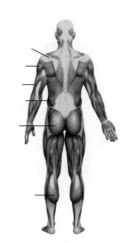

从下列句子中选出正确的句子并打勾

1. 圣哲帕坦伽利制定了学习瑜伽科学的方法。

2. 八支瑜伽是一种系统的、渐进的方法。

3. 瑜伽的八个分支不是密不可分的。

4. 禁制（yama）的原则不应深入我们的心灵。

5. 体式（asana）有助于调息（pranayama）

6. 调息（pranayama）不会产生能量。

7. 体式的练习能够给予我们快乐和心灵的和平。

8. 练习瑜伽的时候，我们必须屏住呼吸。

9. 在练习瑜伽体式的时候，我们不能四处张望。

10. 在手臂上举式（urdhva Hastasana）中，手指是互相交叉的。

11. 在战士式Ⅱ（virabhadrasana Ⅱ）中，我们会做手臂上举祈祷式（urdhva Namaskarasana）。

12. 在英雄式（virasana）中，我们会做鱼式（matsyasana）。

13. 在圣哲玛里奇式Ⅱ（marichyasana Ⅱ）中，一条腿做英雄式（virasana）。

14. 独身式（brahmacharyasana）的另一个名字是手杖式（dandasana）。

15. 圣人拥有伟大的智慧。

16. 在巴拉瓦伽式Ⅱ（bharadvajasana Ⅱ）中，一条腿做英雄式（virasana），另一条腿做吉祥坐（swastikasana）。

17. 犁式（halasana）是一种后弯体式。

18. 四肢支撑式（chaturanga dandasana）是一种俯卧体式。

19. 盘绕体式（grathana sthiti）的意思是扭转身体。

判断正误，T 为正确、F 为错误

1. 一个系统由许多器官组成。

2. 肩关节是球窝关节。

3. 大脑位于胸部。

4. 心肌属于横纹肌。

5. 髋关节属于屈戌关节

6. 肺部和心脏受到胸腔的保护。

写出位于胸部的器官名称

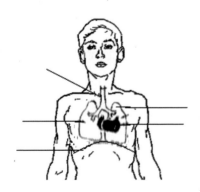

写出图中的器官名称

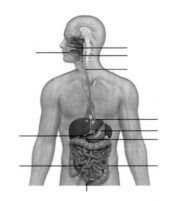

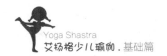
以下三个部分都进行配对连线

1.　　　　站立体式　　　　　　　　viparita sthiti
2.　　　　坐立体式　　　　　　　　paschimapratana sthiti
3.　　　　俯卧体式　　　　　　　　parivrtta sthiti
4.　　　　仰卧体式　　　　　　　　purvapratana sthiti
5.　　　　前伸展体式　　　　　　　utthistha sthiti
6.　　　　扭转体式　　　　　　　　grathana sthiti
7.　　　　倒立体式　　　　　　　　adho mukha sthiti
8.　　　　后弯体式　　　　　　　　upavistha sthiti
9.　　　　盘绕体式　　　　　　　　supta sthiti

a.　　　　purva　　　　　　　　　头顶
b.　　　　paschima　　　　　　　脚
c.　　　　uttara　　　　　　　　体前
d.　　　　dakshina　　　　　　　身体背后

A.　　　轮式（chakrasana）　　　　　前伸展体式
　　　　　　　　　　　　　　　　　　（paschima pratana sthiti）
B.　　　拉弓式　　　　　　　　　　俯卧体式
　　　　（akarna dhanurasana）　　　（adho mukha sthiti）
C.　　　弓式（dhanurasana）　　　　倒立体式（viparita sthiti）
D.　　　四肢支撑式　　　　　　　　盘绕体式
　　　　（chaturanga Dandasana）　　（grathana sthiti）
E.　　　花环式（malasana）　　　　后弯体式
　　　　　　　　　　　　　　　　　　（purvapratana sthiti）

在根据人类工具而命名的体式后面打勾

1. 犁式（halasana）

2. 下犬式（adho mukha svanasana）

3. 四肢支撑式（chaturanga dandasana）

4. 加强背部伸展式（paschimottanasana）

5. 轮式（chakrasana）

6. 巴拉瓦伽式（bharadvajasana）

7. 拉弓式（akarna dhanurasana）

问答

写出含有"向上（urdhva）"的体式名称。

_____

写出五个坐立体式的名称。

_____

解释加强背部伸展式（paschimottanasana）名称背后的含义。

_____

不同类型圣哲玛里奇式（marichyasana）之间的区别是什么？

_____

解释轮式（chakrasana）名称背后的含义。

_____

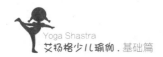
拉弓式（akarna dhanurasana）的意思是什么？

_____

写出完成加强前屈伸展式（uttanasana）的方法。

_____

简要阐述头倒立（shirshasana）。

_____

写出像几何图形的瑜伽体式名称。

_____

写出练习拜日式（surya namaskara）的益处。

_____

写出练习下列瑜伽体式的作用

1. 侧角伸展式（utthita parsvakonasana）：_____

2. 加强背部伸展式（paschimottanasana）：_____

3. 巴拉瓦伽式 I（bharadvajasana I）：_____

4. 拉弓式（akarna dhanurasana）：_____

5. 仰卧英雄式（supta virasana）：_____

6. 上犬式（urdhva mukha shvanasana）：_____

7. 犁式（halasana）：_____

附录 1　体式列表

山式　　　　　　　　　　半月式　　　　　　　　　半莲花加强背部伸展式

手臂上举式　　　　　　　扭转三角式　　　　　　　单腿背部伸展式

上举手指交扣式　　　　　手抓脚趾伸展式　　　　　面朝上的坐角式

上举祈祷式　　　　　　　手杖式　　　　　　　　　半英雄面碰膝加强背部伸

幻椅式　　　　　　　　　简易坐　　　　　　　　　展式

树式　　　　　　　　　　英雄式　　　　　　　　　半莲花前屈加强背部伸展

三角伸展式　　　　　　　至善式　　　　　　　　　式

战士式　　　　　　　　　莲花式　　　　　　　　　单腿交换伸展式

鸟王式　　　　　　　　　坐山式　　　　　　　　　下坐角式

加强前屈伸展式　　　　　牛面式　　　　　　　　　龟式

双角式　　　　　　　　　坐角式　　　　　　　　　睡眠式

祈祷式　　　　　　　　　束角式　　　　　　　　　莲花支撑式

四肢伸展式　　　　　　　狮子式　　　　　　　　　脚交叉双臂支撑式

四肢侧伸展式　　　　　　牧牛式　　　　　　　　　圣阿虚塔瓦卡拉式

侧角伸展式　　　　　　　面朝下英雄式　　　　　　下树式

下犬式　　　　　　　　　圣哲玛里奇式　　　　　　孔雀起舞式

加强侧伸展式　　　　　　花环式　　　　　　　　　侧板式

手抓脚趾站立前屈式　　　手杖式上举手臂　　　　　毗奢蜜多罗式

手碰脚前屈伸展式　　　　手杖式手抓大脚趾　　　　昆虫式

半莲花单腿站立伸展式　　加强背部伸展式　　　　　骆驼式

门闩式　　　　　　　　　向下束角式　　　　　　　眼镜蛇式

马面式　　　　　　　　　半英雄前屈伸展坐式　　　蝗虫式

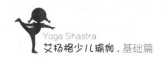

鳄鱼式　　　　　　　上伸腿式

上犬式　　　　　　　完全船式

弓式　　　　　　　　半船式

前伸展式　　　　　　仰卧单脚腹部体式

上轮式　　　　　　　仰卧侧单脚腹部体式

轮式　　　　　　　　毗湿奴式

鸽子式　　　　　　　巴拉瓦伽式

双脚内收直棍式　　　半鱼王式 I

犁式　　　　　　　　拉弓式

支撑头倒立　　　　　拜日式

半头倒立式

单腿上伸展头倒立

支撑头倒立式

支撑肩倒立式

膝碰耳犁式

手抓脚桥式

桥式肩倒立

双角犁式

鱼式

仰卧英雄式

摊尸式

四肢支撑式

附录 2　词汇表

A

adho	向下
adho mukha baddha konasana	向下束角式
adho mukha virasana	面朝下英雄式
ahimsa	不杀生
anguli	手指
aparigraha	不贪
arambhic	入门级
ardha chandrasana	半月式
ardha shirshasana	半头倒立式
asana	体式
asteya	不偷盗
atman	阿曼特

B

baddha	紧握
bakasana	鹤式
bhujanga	眼镜蛇，蛇
bhujangasana	眼镜蛇式
bhujatolasana sthiti	手臂平衡式
brahmacharya	自控和自律
brahmacharyasana	独身式

C

chalanavalana sthiti	手脚伸展式
chitta	意识

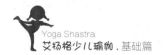
D

danda	棍，棒
darshana	真知
dhanushya vidya	箭术或者军事训练
dvitiyik	二级

G

garuda	鹰
garudasana	鹰王式
gayatri mantra	嘎亚垂唱诵
go	牛

H

hamsasana	天鹅式
hasta	手
hiranyagarbha	金胎

I

ishvara	自在天
ishvara pranidhana	乐于奉献，敬神

J

jnanendriya	感官知觉

K

karaka	给予
karmendriya	行动器官
karmendriyas	器官的行为

kona	角
koundinyasana	圣哲康迪亚式
kurmasana	龟式

M

makara	鳄鱼
makarasana	鳄鱼式
mala	花环
mallika	体育运动
mandalasana	环式
Marichi	圣哲玛里奇
matsya	鱼
matsyasana	鱼式
meru	山，人体脊椎
mudra	封印
mukha	脸

N

namaskara mudra	双手合十
namskara	印度的问候方式
narayana	那罗延天
natarajasana	舞王式
natya	舞蹈和戏剧

P

pada	脚，腿
padma	莲花
parvata	山丘，山
paschima	西边，身体的后部
pramana patra	高级
prasarita	扩大，扩展，伸出
prasarita pada urdhva namaskarasana	向上敬礼式
prasarita padotanasana	强烈伸展双腿
pratana	伸展
prathamic	一级

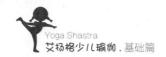

| purva | 东边，身体的前部 |
| purvapratana sthiti | 后弯动作 |

S

sadhana	修行
sama	平等
sangitika	音乐
santosha	满足
satya	真实
shalabha	蝗虫
shalabhasana	蝗虫式
shaucha	清静
shava	一具尸体，死尸
siddha	准备，具有超自然力的人
siddhi	特殊能力
simha	狮子
sthiti	姿势
supta	仰卧，平躺，睡觉
svadhyaya	自我研习
swastika	吉祥的符号或象征

T

tada	棕榈树，山
tandava Nriya	宇宙毁灭之舞
tapas	苦行
tittibhasana	萤火虫式
trikona	三角
tritiyik	三级

U

udarakunchana sthiti	腹部体式
ugrasana	背部前屈伸展坐式
upavishta	坐
urdhva	向上
urdhva namaskarasana	手臂上举祈祷式

urdhva prasarita eka pada shirshasana	单腿上伸展头倒立
ushtra	骆驼
utakata	强烈，强大
uttana	强烈拉伸
utthita	伸展的
utthita hasta padangushtasana	举手抓趾式

V

vamadevasana	圣哲涡摩提婆式
vashishthasana	侧板式
vira	英雄，战士
Virabhadra	湿婆创造的大英雄，维拉巴德纳
vishranta	休息
vishranta karaka sthiti	恢复体式
vishvamitrasana	毗奢蜜多罗式
vriksha	树
vyavaharika	经济学

Y

yoga sutra	瑜伽经
yogika	瑜伽